U0257151

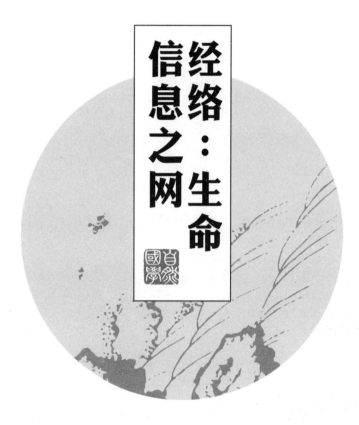

经络：生命信息之网

马晓彤 ● 著

海天出版社（中国·深圳）

图书在版编目（CIP）数据

经络 : 生命信息之网 / 马晓彤著. -- 深圳 : 海天
出版社，2016.10
 （自然国学丛书）
 ISBN 978-7-5507-1695-7

 Ⅰ．①经… Ⅱ．①马… Ⅲ．①经络－研究 Ⅳ.
①R224.1
 中国版本图书馆CIP数据核字(2016)第159633号

经络：生命信息之网
Jingluo: Shengming Xinxi Zhi Wang

出 品 人　聂雄前
出版策划　尹昌龙
丛书主编　孙关龙　宋正海　刘长林
责任编辑　秦　海
责任技编　蔡梅琴
封面设计　风生水起

出版发行　海天出版社
地　　址　深圳市彩田南路海天大厦 （518033）
网　　址　www.htph.com.cn
订购电话　0755-83460293（批发）　83460397（邮购）
设计制作　深圳市同舟设计制作有限公司　Tel：0755-83618288
印　　刷　深圳市新联美术印刷有限公司
版　　次　2016年10月第1版
印　　次　2016年10月第1次
开　　本　787mm×1092mm　1/16
印　　张　10.875
字　　数　137千
定　　价　30.00元

总 序

　　21世纪初，国内外出现了新一轮传统文化热。人们以从未有过的热情对待中国传统文化，出现了前所未有的国学热。世界各国也以从未有过的热情学习和研究中国传统文化，联合国设立"孔子奖"，各国雨后春笋般地设立孔子学院或大学中文系。显然，人们开始用新的眼光重新审视中国传统文化，认识到中国传统文化是中华民族之根，是中华民族振兴、腾飞的基础。面对近几百年以来没有过的文化热，这就要求我们加强对传统文化的研究，并从新的高度挖掘和认识中国传统文化。我们这套《自然国学》丛书就是在这样的背景下应运而生的。

　　自然国学是我们在国家社会科学基金项目"中国传统文化在当代科技前沿探索中如何发挥重要作用的理论研究"中提出的新的研究方向。在我们组织的、坚持20余年约1000次的"天地生人学术讲座"中，有大量涉及这一课题的报告和讨论。自然国学是指国学中的科学技术及其自然观、科学观、技术观，是国学的重要组成部分。长久以来由于缺乏系统研究，以致社会上不知道国学中有自然国学这一回事；不少学者甚至提出"中国古代没有科学"的论断，认为中国人自古以来缺乏创新精神。然而，事实完全不是这样的：中国古代不但有科学，而且曾经长时期地居于世界前列，至少有甲骨文记载的商周至17世纪上半叶的中国古代科学技术一直居于世界前列；在公元3世纪至15世纪，中国科学技术则是独步世界，占据世界领先地位达千余年；中国古人富有创新精神，据统计，在公元前6世纪至公元1500年的2000多年中，中国的技术、工艺发明成果约占全世界的54%；现存的古代科学技术知识文献数量，也超过世界任何一个国家。因此，自然国学研究应是21世纪中国传统文化一个重要的新的研究方向。对它的深入研究，不仅能从新的角度、新的高度认识和弘扬中国传统文化，使中国传统文化获得新的生命力，而且能从新的角度、新的高度认识和弘扬中国传统科学技术，有助于当前的科技创新，有助于走富有中国特色的科学技术现代化之路。

本套丛书是中国第一套自然国学研究丛书。其任务是：开辟自然国学研究方向；以全新角度挖掘和弘扬中国传统文化，使中国传统文化获得新的生命力；以全新角度介绍和挖掘中国古代科学技术知识，为当代科技创新和科学技术现代化提供一系列新的思维、新的"基因"。它是"一套普及型的学术研究专著"，要求"把物化在中国传统科技中的中国传统文化挖掘出来，把散落在中国传统文化中的中国传统科技整理出来"。这套丛书的特点：一是"新"，即"观念新、角度新、内容新"，要求每本书有所创新，能成一家之言；二是学术性与普及性相结合，既强调每本书"是各位专家长期学术研究的成果"，学术上要富有个性，又强调语言上要简明、生动，使普通读者爱读；三是"科技味"与"文化味"相结合，强调"紧紧围绕中国传统科技与中国传统文化交互相融"这个纲要进行写作，要求科技器物类选题着重从中国传统文化的角度进行解读，观念理论类选题注重从中国传统科技的角度进行释解。

由于是第一套《自然国学》丛书，加上我们学识不够，本套丛书肯定会存在这样或那样的不足，乃至出现这样或那样的差错。我们衷心地希望能听到批评、指教之声，形成争鸣、研讨之风。

《自然国学》丛书主编

2011年10月

前　言

　　中医学绵延数千年，对世界医学一直发挥着重要的影响作用，它曾经是亚洲的主流医学，但随着西学东渐，这一主流地位渐渐被处于上升时期的西方医学取代。目前中医学已经成为边缘化的医学，这种情况不仅在世界其他地区如此，就是在中国本土亦然。有两个现象值得注意：其一，在西方近代科学的冲击下，中国传统科学几乎整体不存，仅在科学史中保留着对古代祖先科技成就的崇敬，而在现实的科技体系中，原来的传统科学门类基本上都被西方科学所取代，唯有中医学是个例外。在科技体系中，不仅保留着中医学、中药学以及中西医结合医学这三个一级学科，而且还有高等中医药院校和三级甲等中医医院。可见，中医学在现代医、教、研体系中依然有它合法的席位，只是力量相对弱小，面目有些另类。其二，从20世纪70年代末开始，西医以通过疫苗在全球消灭脊髓灰质炎为标志，开始由盛转衰，中医学的价值重新获得世界认识。相对于西方医学，中医学虽然缺少完整的实验基础与数学分析这些典型的现代科学特征，但它具有清晰的哲学思想、丰富的临床实践，并经历了长期不间断的历史考验和广泛传播的多元文化冲击的洗礼，因此它有着生命力顽强的完整知识体系，而非脆弱松散的知识碎片。之所以在西方科学的冲击下，中国传统科学体系不存，唯有中医学一枝独秀，正是由于其坚强理论内核的强大支撑作用使然。有成熟的知识基础，中医学的现代化就有了切实的可能性，接下来就要考虑现代化的必要性与实现它的条件与方法。中医学成长于农业文明的传统熟人社会，医疗行为依靠伦理调节即可维持，不需要技术中介的强化。但在工业文明的现代生人社会，医疗行为依靠伦理调节难以奏效，需要法律的制约，而证据是法律的生命。唯有提供客观实证的技术性证据，法律才有制定的前提与执行的可能，这就对中医学提出了技术中介方面的要求。提出这一要求的理由是社会学的，不是因为传统中医学无能而进行技术武装，而是为了取信于生人。在此过程中，也可能衍化出技术的第二种功能，即"工具"性。其意义是科学性的，不是为了取信生人，而是为了增强功能。概括起来，中医现代化的必要性可由"技术中介"与"技术工具"这两个方面体现，前者取信生人，后者增强功能，显而易见，这样的现代化无疑十分有利于中医学的现代发展。

中医现代化的难点在于需要明确中医现代化的条件与方法。经历一个世纪的探索，人们终于发现中医现代化需要两个基本条件：一个认识条件，一个技术条件。需要认识清楚的问题有两个，即什么是科学以及中医学的本质特征为何。以往将通过还原论方法取得的系统化知识视为科学，但渐渐地超越还原论的广义科学观开始被人们认识，它主张规律之学就是科学，不论其采用的方法如何，可以是还原论的，也可以是整体论的。按照还原论的狭义科学观，中医就不属于科学范畴，而在广义科学观看来，中医则是典型的整体论科学。这就解决了中医学的知识定位问题，使之避免方法论的纠缠。接下来，就要从科学视角说明中医学的本质特征，为技术衔接扫清道路。中医学的特征需要与西医学比较而言。中医和西医两个医学体系关注的都是人体的功能，正常的是生理状态，异常的是病理变化。但两者的视角不同，西医从结构理解功能，中医从信息理解功能，这就从根本上划清了中西医的界限。可以将西医表述为结构医学，将中医表述为信息医学。

　　中医的本质特征是信息医学，通常对中医学所做的"实践医学""时间医学""宏观医学""临床医学""生态医学"这些概括，均未说明其本质属性。中医学的理论化的知识体系，其核心概念、命题与推演机制是简明而清晰的。可将"经络""脏腑""气血"视为中医学的核心概念，将"经络气血运行""经络脏腑相关"和"药物归经"视为中医学的核心命题，将"阴阳""五行""运气"视为中医学的核心公理与推演机制。要将现代中医学的知识体系建立起来，首先必须把这些核心概念、命题和推演机制融为一体，予以实证与量化，并从中发掘微观机理，在此基础上，进一步拓展，尽可能将其他中医学概念、命题和推演机制融合起来，使得系统更丰富、更完备。需要说明的是，三个核心概念中，经络是最核心的概念。按照文化多元理念，三个核心概念应该是等价的，之所以选出重中之重，完全是当下现代化的需要使然。在传统中医学的理论体系中采用的诊疗技术不同，对概念的权重也有差异。如内科往往将脏腑看得更重，针灸更重经络，而导引更重视气血。

　　中医现代化选择经络作为切入点，是因为它能够满足实证的需要。经络是中医概念中定位最精确、边界最清楚的一个，可以方便地进行信息化实证检测，并为量化分析提供一个可靠的基础。有了这个支点，可将各个命题连接起来，通过推演再形成新的命题，一个现代中医学的概念之网便可建立起来。有了现代中医学的体系，也就为复杂性科学提供了一个高级的原型，通过进一步的模型化，可顺势建立起系统学体系。到了这个时候，一场意义非凡的科学革命便应运而生，整个科学面貌将发生天翻地覆的改变。医学本身在这场变革中首先受益，对生命的本质将作出更深刻的说明，对当下不能有效解决的疑难临床问题，将能够提出更多、更有效的对策。与此同时，中医文化将更加发扬光大，为增进人类的健康与福祉作出新贡献。由于经络的特殊复杂性，以谨慎而不保守的态度对待之，最为适当。因此本书在具体论述中将会区分事实与推论、问题与答案、目标与愿景。希望通过这样的努力，使读者能够在读罢这本小册子后，能够比未读时明白一些，至少不会更糊涂，这就是笔者所能给予读者所花时间与耐心的唯一回报了。

马晓彤

2015年1月5日

目　录

第一章

经络的古典广义理解

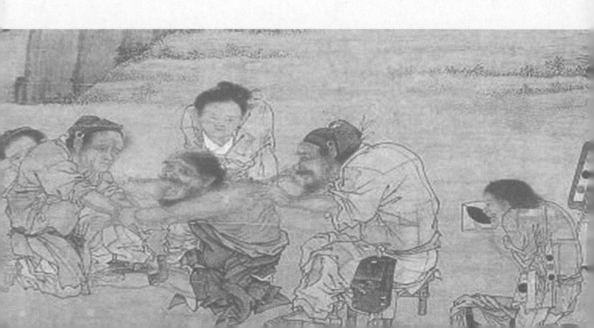

经络是一个知道的人很多，但明白的人很少的中医学概念。之所以如此，原因在于谈论它的人来自不同领域，而且常常在不同语境下谈论，结果自然是各说各话，难以谈得拢。既然难以沟通，那就不谈算了，或者把这个难缠的概念从中医学里清除掉，岂不一了百了。对不起，没那么容易，你还真就无法绕过经络。它不仅是传统中医理论的核心概念之一，而且被认为是中医现代化的突破口。如果将经络弃之，传统中医理论将难以存在，中医现代化之门也会永远紧闭。而靠针灸技术吃饭的医生们则更是尴尬，不会给患者介绍自己的技艺和功效了，因为从此没了说法。既然丢不得，那就必须把这件事弄明白。为了避免混乱，本书分为四章，分别从不同语境讨论经络这个复杂的问题。第一章从传统中医学视角看经络，第二章从现代中医学视角看经络，第三章从整个医学的视角看经络，第四章从大科学视角看经络。四个视角体现了不同的特殊语境，综合起来，将会对经络有一个较为全面、清晰的认识。第一章所说的经络是传统中医学的说法。古时的中医还没有受到现代科学知识的影响，认识事物较为直观。在古人眼里，凡是具有网络、循环与脉动特征的系统，都可称之为经络。本章内容便是按照这样的假说设置的，是否正确，敬请读者判断。

一、生命过程的调控网络

开宗明义，首先要清楚经络是何物，有何用。如小节题目所云，它是一个网络，调控生命过程。传统中医学里关于经络的说法，是将它概括为"气血运行的通道"。《黄帝内经》则从三个方面对它作出了较为明确的说明："夫十二经脉者，内属于腑脏，外络于肢节"，"经脉者，所以行血气而营阴阳"，"经脉者，所以能决死生，处百病，调虚实，不可不通也"[①]。用今天的说法，经络运行的气血是信息，这些信息走在一张网里，这张网由一系列通道编织而成。这张网里既有主干通道，也有辅助通道，还有各个通道的分支。通常这些通道的功能被叫做"经络气血运行"。这张由形形色色的通道构成的信息之网是受到控制的，五脏六腑通过与经络的直接和交叉对应关系发挥内在的自组织调控作用，表现为生克制化的五行关系，这一机制通常叫做"经络脏腑相关"。药物与其他外界干预以及天、地、人等环境因素，对其发挥可以相互响应的他组织调控作用，这种机制则通常叫做"药物归经"。表现为同声相应，同气相求的，以三阴（太阴、少阴、厥阴）三阳（太阳、少阳、阳明）为主要形式的六律关系。有了这些初步印象，下面再来看看经络的整体模样。

1. 经络的系统

对经络的系统描述完成于《黄帝内经》，但不是集中在其中一篇，而是分散在若干篇章，以《灵枢》为主，《素问》为辅。为了方便了解，现将经络相关内容概要综述于此。前面提到的那张运行气血的大网主要包括十二正经与奇经八脉两大部分，其中十二正经是主体，而且与脏腑一一对应，还贯穿了阴阳、上下、左右关系，这一特点从其命名便

[①]天津科技出版社编.袖珍中医四部经典·黄帝内经卷.天津：天津科技出版社，1986：396、427、331.

可清晰看出：手太阴肺经、手厥阴心包经、手少阴心经、手太阳大肠经、手少阳三焦经、手阳明小肠经、足太阴脾经、足厥阴肝经、足少阴肾经、足太阳膀胱经、足少阳胆经、足阳明胃经。这里的阴阳关系细分为三阴三阳，即太阴、少阴、厥阴，太阳、少阳、阳明，它们描述了阴与阳的消长关系，本质上是对经络运动的时间过程的刻画。在经络系统，实际是它所运行的气血的运动周期中，不同阶段，阴阳比重是不同的，这种差异可导致不同经络固有频率的不同。而这种不同的阴阳比重关系及其频率差异又通过经络脏腑相关性投射到脏腑，使脏腑也被赋予了不同的阴阳属性与不同的固有频率特征。如果反过来立论也可以成立，整个经络系统的固有频率是在脏腑的发育分化过程中逐渐形成的。首先不同脏腑有了自身的固有频率，并通过经络脏腑关系延伸到经络。身体上部经络用手表征，相应的脏腑同样属上。而身体下部的经络用足表征，相应的脏腑也就自然属下。十二正经左右对称，一侧六条，十分严整。奇经八脉与十二正经的特性完全不同，具有多样化的特征，其中任督二脉体现了阴阳关系，任脉属阴、督脉属阳。但这里不存在上下与左右关系，只有前后关系。带脉环腰分布，冲脉居中上下贯通，而阴跷、阳跷分别是足太阳膀胱经和足少阴肾经的支脉，阴维、阳维分别联络各阴经和各阳经，走行分布更为不规则。而且还由于没有经穴分布，人们更难以把握这些经脉。通常在针灸实践中，十四经脉（十二正经与任督二脉）因为有经穴分布，故常用，人们较熟悉。而任督之外的奇经八脉便被人们渐渐淡忘，只是在理论探讨之时会想起它们。从循行分布上看，十二正经较为严整，而奇经八脉则相对散漫，这也从直观印象上让人们更为重视十二正经的作用，而轻视奇经八脉的作用。实际上，这种看法是不对的，不同的结构特征只是反映了事物不同的功能，而不应据此在价值观上厚此薄彼。如果形象地做一个比喻，则十二正经是江河，奇经八脉便是湖泊。江河的功能是运行，而湖泊的功能则是调节水量。著名的养生强体功夫内丹术中有小周天与大周天之分，其中小周天功夫就是要贯通奇经八脉中的任督二脉并不断强化其功能。这就为机体整个气血调节准备好了贮备容器，并产生了调控功能，使内环境变得和谐平衡①。可谓工欲善其事，必先利其器。对于养生来说，有了小周天功夫，十二正经自然也就顺畅了，脏腑气血便会充盈，已能满足养生的需求。如果此时进一步进行大周天的训练，则功夫会更上一层楼，不仅强化养生功能，还可为技击功夫提供支撑。在功法上，除了大小周天的意念不同外，身体姿势也有所差别。小周天以坐姿为主，而大周天则以站姿的桩法为主。小周天倾向于促进五脏平衡的内环境建设，而大周天则关注天、地、人贯通的内外互动之力的强化。

　　如果仅仅说经络，这一段就可以不写了。但偏偏经络与"腧穴"密切相关，又涉及针灸这一中医学中的庞大技术体系，那就不能绕过。实际上，就是不谈针灸，单纯论经络，腧穴也是有必要讨论一番的。因为在经络的经典描述中，有"节"和"会"之说。也就是经横向形成络处的节点，这样的点十分敏感，一旦针灸到它，就会产生强烈的信息感应，对经络脏腑形成相应的干预效果。节与会的意思如上所述，而腧穴的意思与它们相同，只是从针灸技术角度命名而已。需要说明的是，腧穴并非是体表的位置，本意是针灸有效处。但后来，这个概念渐渐被"穴位"取代，它的体表含义被凸显了，似乎就是体表进针或火灸的部位了。许多专家对这种变化颇有微词，认为偏离了经典的说法，因为《黄帝内经》通篇都没有穴位之说。如何看待这种变化？笔者也谈谈自己的一孔之见。尊重经典固然重要，不能随意进行无根据、无意义的改变。但如果有根据、有意义，那么改变也是必要的、合理的。我们不能将经典看做不可动摇的权威、不可超越的顶峰、不可批判的禁区，如果这样，中医经典就成了宗教圣经。《黄帝内经》历经数千年不衰，自有其道理。但经典本身是一回事，我们对它的态度是另一回事，不可相混。否则好东西也会因为错态度而搞坏。为什么会出现穴位一说？从笔者看到的事实来说，有这样的可能，节、会都是经络系统的组成部分，

---

① 杜献琛编著.内丹探秘.北京：中医古籍出版社，1994：30～34.

而腧穴则是针灸有效点。在实践中，有时针灸有效点并不在经脉线上，而且偏离者还不在少数。著名的董氏奇穴都不在经脉线上，而且数量也在三百个以上，几乎与经穴旗鼓相当[①]。这就可能产生分化，就会有人认为腧穴本来与经脉联系密切，不便于描述不在经脉上的位点，于是便有了穴位一说。其实名称本身不重要，重要的是名称变化带来的深层启示。穴位说的出现可以促使我们这样思考问题，是否人体有两套信息系统：一套是经络系统，信息走传导路径；另一套是腧穴系统，信息走辐射路径？其中两个系统交会部分就有了经穴，分离部分就有了奇穴。这样的两套信息系统并行和交互联系的机制，具有明显的高智能特征，符合人体高度进化的"身份"。在经络的实际测量中，本人也发现在经脉线之外，能够测到不少与腧穴相同的低电阻点，这也为上述意见提供了一份支持性证据。目前除了笔者的这个意见，还有另一种意见，认为腧穴系统是客观存在的，但经络则属腧穴之间臆想的连线，是主观的建构性概念[②]。这种意见化解了两个问题：腧穴不再分经穴与奇穴，针灸功能解释可以统一了；经络也不必找了，它本身就不存在。

难道这就是经络系统？非也，这只是它的主干，也就是经与脉。在这里经与脉实际上是同义词，只是十二正经习惯谈"经"，而奇经八脉习惯说"脉"，就如同黄河、长江一样，江河其实是等价的。在这些主干之间还存在着多层次的分支，它们彼此交错形成密密麻麻的联通之网，第一级分支通常称为"络"，然后逐级分支而为"孙络""浮络"。此外，还有两套特别机制，作为上述系统的补充：一个是"十二经别"，一个是"十五络脉"，它们都是十二正经的侧支通道。注意，可不是普通分支的络。其中十二经别从十二正经分出，分布于胸腹与头部，沟通表里两经（相应脏腑所属之经），并加强与脏腑的联系。十五络脉则是从十二正经四肢部各分出一络，再加任脉络与督脉络及脾之大络而成。十二正经是主角，负责气血的运行，奇经八脉以及十二经别、

---

①杨维杰.董氏奇穴针灸学.北京：中医古籍出版社，1995：17.

②黄龙祥.中国针灸学术史大纲.北京：华夏出版社，2001：600～607.

十五络脉则是配角，负责支援与调剂。这里有必要再对"经"与"脉"做一些解释。如果单从字面来说，经就是沿着身体纵向行走的线，如同地球的经线。而脉则是搏动，两者结合起来，"经脉"便是搏动的经线。之所以十二正经通常称为经，而奇经八脉则习惯称为脉，也许前者沿着身体纵向走行的特征明显，而后者这种特征不显。在这种划分中，走行被当做了区别的标准，而搏动则被忽视了。如果按照搏动来说，十二正经同样有搏动，而奇经八脉的搏动反而没有那样显著，可见这种描述也并不是很严格的。需要提醒读者注意的是，《黄帝内经》对中医学的很多概念直接提出，但并未做出详细说明，对不少结论简单罗列，也没有给出论证。因此，可将该书看做写了一半的书，另一半需要读者通过实践予以确认，通过思考进行补充。这是一部没有标准答案的书，其价值就在于启发读者。这一点与李小龙对截拳道的特征概括相似："以无法为有法，以无限为有限"，不可自陷囹圄，不可画地为牢，任何创造性的发挥都是合理的[①]。事实证明，后世著名医家也正是这么做的。这就是整体论科学的特点，经络学说是一个典型。

经络系统的分布总体上可概括为"内属脏腑"和"外络肢节"，说是无处不在、无孔不入绝不过分。正是由于经络的这一特点，才能够贯通内外，实现机体与环境的协调统一。经络之网是多向性的立体之网，可以实现上下、左右、前后、内外的沟通。从《黄帝内经》对经络的描述来看，基本上是拓扑结构说明，不是清晰完整的实体结构说明，这与我们已经熟悉的西医解剖学描述大相径庭。但是，对经络也有一些具有象征意义的、近似实体的描述，如对"经水""血络""经气"等概念的说明。其中经水涉及尺度宽窄、位置高低、流速快慢等意，血络则有容量大小、色度深浅、充盈程度等意，经气则有脉动速率、振幅差异、传播距离等意。这些描述都不是完全依据单一视角进行的线性描述，而是结合多个视角进行的非线性描述。因此，可以明确地说，它不是结构

————————
①魏峰.截拳道功夫教程.北京：北京体育大学出版社，2013：2.

性描述，而是信息化描述。但是它也以一定的、不完全的结构性知识为基础。在这里解释一下线性与非线性的含义。线性是指从一个逻辑原点出发，通过单一而清晰的因果链不断延伸，形成一个最终的明确结论。而非线性则是从若干个逻辑原点出发，沿着不同路径相互交叉，最终形成一个复杂的网络。在这个网络里，可以一因多果，也可以一果多因，所有的问题均可以有多重解。讲得再直白一些，在线性关系中，你就是你，我就是我，一切皆刚，泾渭分明；而在非线性关系中，你中有我，我中有你，一切皆柔，混沌难分。将血管与经络作一比较，便可清晰明了这一差别。西医通过大体解剖学和组织学，可以将心血管系统的心脏、大动脉、大静脉、小动脉、小静脉直至毛细血管一一完整清晰地展示出来。但经络似乎要模糊得多，经络的系统展示不是通过某一种方法，而是通过多种，包括并不十分系统的解剖学，临床实践中的把脉诊断与针灸定位治疗以及气功状态的"内视"等。现在，中西医的分野已经清清楚楚地摆在了我们面前，西医是结构医学，需要完整的身体结构为基础，而中医是信息医学，不需要对完整身体结构的了解，但必须对生命的信息过程有所把握。了解身体结构，需要主客分离的方法，但把握生命信息，则需要主客融合，否则把握不全。概括一下，西医的结构研究方法可称为线性分析实验法，而中医的信息把握方法则可称为非线性综合体验法。

2. 经络的信息

在中医学的理论体系中，"形神关系"是一个核心范畴，同时它也是中国哲学的核心范畴。《黄帝内经》中比重较大的知识板块有两个：一个是关于身体结构的内容，另一个是与经络有关的内容。前者可以看做是关于"形"的知识，后者则是关于"神"的知识。用今天的话来说，形就是结构，神就是信息。五脏六腑、四肢百骸、五官六窍、皮毛骨肉都是身体结构，它们宏观上有模有样，是各种生理功能的体现者，但对它们细节的认识不够系统和清晰；而经脉、络脉、节会、孔穴则是信息系统的组成，它们的结构基础并没有充分阐明，但在微观上却有完整的功能联系说明。由此可见，中医学关于形的知识是不够系统清晰的，而关于神的知识则相对完整明确。这便是中医学的特征，也是经络的特征。只有紧紧抓住"信息"这个根本属性，才能真正理解经络。

从经络是运行气血的通道这一经典的解释来说，气血便是经络的信息，也就是说，经络是气血的载体，气血是经络的内容。如果离开经络说气血，那么仅能满足抽象、笼统的身体状态概括，而要具体细致地说明身体机能，就不能离开经络。因为经络是身体定位清晰、时间过程明确的体系，它为准确描述身体的机能提供了非常有用的框架。今天我们需要特别注意的是，在涉及经络、气血问题的时候，要设法从已有的解剖生理学的先入为主中解脱出来。要尽可能直观地、简单化地，甚至可以说大而化之地理解这些概念，强调"合"，淡化"分"。如同欣赏一幅山水画，主要精力放在捕捉神韵上，不要过多在意技法。在涉及气血、经络这些中医学的重要概念时，也要贯彻上述基本原则，尽可能气血不分，甚至气血、经络不分，力求获得一个能够从这些概念中涌现出来的"神机"，这才是上乘的中医。因为实际上每个中医临症诊疗时，主要依靠的就是瞬时抓住关键的功夫，并不在意对气血、经络、脏腑的技术性探究。因此在传统中医的视角看来，不必去对一个个具体概念做细致的推敲，重要的是能够从文献和临床实践中，把握住身体的关键状态，并能与具体的临床处置联系起来。直觉是真正临门一脚的功夫，就像爱因斯坦说过的那样，创造的真正源泉是直觉。就中医而言，也可以说，每一次中医诊疗都是创造，不存在一模一样的病人，因此说中医是直觉的医学丝毫不过分。直觉离神较近，而离形较远。经络是信息网络，要深刻认识把握它，不能没有直觉功夫。

气与血是体现经络功能的两个角色，关于气与血的关系，有一个经典的诗化说法，即"气为血之帅，血为气之母"。这里的"帅"是领导，其性主动；这里的"母"是滋养者，其性被动。由此可以得出一个结论，气是兴奋性的体现，血是抑制性的体现。正是有了气血的双重属性，经络才得以发挥众所周知的双向调节作用，使机体保持在兴奋抑制适度的平衡状态。如果气血平衡状态被打破，就说明身体已经生病，经络此时便会启动自组织调节机制，使整体力量合理分配，化解生病部位的气血失衡状态，恢复平衡。如果失衡过甚，调控乏力，疾病状态就无法改变，或者继续恶化，或者停留原处。现在学术界有一个现象，通常认为中医的脏腑概念、气的概念与西医的器官以及氧气、二氧化碳不同，不能望文生义。但在血的问题上却有意无意地迁就西医，不去强调中医的血与西医的血之间的本质差异。较为典型的表现是在活血化瘀治疗心血管疾病领域，这里所说的血，实在难以找到与西医的一丁点儿不同。到底哪种认识正确呢？笔者认为，还是应该将中医的血与西医的血划清界限。理由有两个：其一，这样做，能够在逻辑上避免自相矛盾，保持中医理论的自洽，统一在与西医结构医学不同的信息医学框架内；其二，在实践中，能够广义理解血的内涵，发挥更大的指导作用。从信息学的角度看，将气血作为一个事物的两个方面，与经络统一起来，而不使之分离最好。这里需要注意中西医的一个重要区别，西医是基于解剖学的结构医学体系，处处都离不开结构基础。而结构分析的要旨就是分解，血管是血管，里面流动的血液是血液，而血液还能继续分出血浆与血细胞。中医则不同，说经络是气血运行的通道，实际上经络是个笼统的概念，并不是建立在解剖学基础上的，而气血也是无形的信息概念，也没有清晰的载体可言。因此，离开经络说气血，或者离开气血说经络都是不可能的。同时，离开气说血，或者离开血说气，也是不可能的。较为合理的理解是，经络与气血是不可分离的整体。相对于西医血管与血液这种有形可分的结构实体组合，经络气血则是无形的信息功能共同体。

经络的内调控机制源自气血之间的平衡，这是身体最基本的自组织功能。只要气血平衡，身体就是健康的，一旦这个平衡被打破，身体将会患病。由于五脏是身体机能的中枢，气血的平衡说到底是五脏的平衡，因此要理解气血平衡，必须从五脏的平衡说起。在五脏中，肺"主

11

气"、肾"纳气"，心"主血脉"、脾"统血"，肝"藏血"与"主疏泄"。可见，肺肾与气关系密切，心脾与血关系密切，而肝则与气血关系均密切。肺肾合一，共同完成气化功能；心脾合一，共同完成运化功能；肝与心包合一，共同完成疏泄功能。气血如果失调，相应信息将会通过经络脏腑相关通道传递到五脏，调整其生克制化功能，再反馈回到经络系统，实现气血的再平衡。因此，在气血、经络和脏腑之间的相互作用是身体最基本的自组织功能，它是生命之本。形象地说，经络—气血—脏腑构成的信息之网，就像是一个电路系统。其中经络如同线路，脏腑如同元件，气血如同电流。五脏（含心包，可称为六脏）组合出气化、运化、疏泄三个功能，可以类比为电路中的电阻、电感与电容，协同互动，一道维护电路稳定的运行机制。在以信息的观念理解中医的框架内，经络势必成为中医学核心概念中最重要的一个。因为它奠定了实证需要的定位基础，还具备网络这个最有系统性特征的硬件。气血只要定义为信息，便自然委身于经络这个可视之为载体的平台，否则就会成为不可捉摸的游荡者。而脏腑因为不是实体意义的存在，只是信息化意义的功能符号，也就顺理成章地变为经络系统的调控元件。通过这样一番与电路的类比分析，我们对中医理论体系中各种基本概念的内涵以及彼此间的相互关系会有一个更为深刻的把握。只要牢牢抓住"信息""系统""非线性"，那就把握了中医的精神实质，就不会被文献中那些看起来比较模糊的字眼所吓倒。

3. 经络的调控

如果说，通过经络的自组织调节作用可以解决各种问题，医学就可以下课了。然而事实是，身体的自组织作用是有一定限度的，为了保证健康，他组织调节也是不可缺少的。正是自组织与他组织的双重作用，才对身体健康提供了更为可靠的保证。既然有两种调节机制存在，那就有必要做一个区分，以免混淆。自组织调节，即经络的内调节，是指在机体下意识状态出现的身体自组织反应，它发生在气血、经络、脏腑的相互作用之中。而他组织调节，即经络的外调节，则是机体在有意识状态下，通过自我导引，或者针灸、推拿、内外用药物引发的气血、经络与脏腑之间的调节作用，其机制是他组织。其中自组织机制是基础，他组织作用只有在自组织机制的基础上才能有效发挥作用。除了上述各种外加干预性的他组织机制，还有一类容易被忽视的特殊他组织机制，那就是天、地、人系统造成的环境他组织机制。这是一个复杂问题，一时也难以完全搞清楚。如果从大处着手，还是可以执简驭繁的，那就是三因制宜。其中因时制宜的主要内容是五运六气，也就是按照天干地支计算的时间周期，人体的功能状态会随着运气规律发生相应的周期性改变，其中最明显的变化会在经络上体现出来。因地制宜的主要内容是风水，这方面的内容较为庞杂，《黄帝内经》中的"九宫八风"篇，可以认为是其中一个典型。不同方位，不同地理环境，会给人体造成不同影响。这些影响会带来生理性的一时改变，也会带来较为固定的病理性改变。体质是因人制宜的主要内容，它反映的是人体的个性化差异，既有心理性的，也有生理性的。相对于运气和风水这些较为当下的后天性时空环境因素，体质则是较为根本的先天性时空环境因素造成的后果。这三种特殊的环境性他组织干预因素，都会在经络系统留下它们的痕迹，发挥着人们不可抗拒的有利或不利的影响。这种影响每一位医者都必须了解，每位养生者也应该了解。有了这样的知识，不论是养生，还是医疗都会更为理性，更为有效。因为你可以趋利避害，因时随势，更大限度地发挥主观能动性，同时也能更有效地运用自然力为己服务。

通常所说的临床诊疗，就是指医生对气血失衡造成的身体偏性作出判断，并采取适当的方式予以纠偏。这种判断，通过气血、经络、脏腑诸方面均可作出。尽管可以从宏观到微观进行十分严密和系统的辨证分析，但基本上不外乎兴奋偏盛的"实"与抑制偏盛的"虚"。抓住了这个大纲，就抓住了根本。一旦聚焦兴奋与抑制这对范畴，而将这两者又有效地对应到气血，那么接下来的一切便顺理成章地形成了一个清晰的逻辑体系：机体在平衡中运行，平衡受到兴奋与抑制两种作用力相等、作用方向相反的机制调控，气是兴奋性调控因子，血是抑制性调控因子，它们是机体的两个序参量。气盛者为实证，血盛者为虚证。在轻度紊乱时，自组织机制可以通过内调节实现再平衡，一旦超过一定程度，便需要他组织机制予以外调节，以实现再平衡。这种内调节便是本能康复，而外调节即是临床治疗。如果提出一个问题，最简单的身体机能是什么？西医会说那是"新陈代谢""应激反应""繁殖后代"，而中医则会说"气化""运化""疏泄"。从这两种不同的回答可以看出什么有趣的东西吗？西医说的是食、安全与性三个要素，而中医则是通神、适应与平衡三要素。这种说法不一定有共识，自我的感受在其中起了很大作用，这里仅是一家之言，供读者诸君参考。实际上仔细推敲，这两种说法的本意是一致的，人类毕竟是同大于异，尤其是从生命的根本处看问题。不论中西，本能的东西都是吃饱、有安全感、性满足。有此三样，就是其他享受全无也不会有太大问题，生理与心理平衡是能够维持的。同样的事物，西医说成新陈代谢、应激反应和繁殖后代，有相当明显的自我意识，是以"我"为圆心画圆的。而中医则说成气化、运化和疏泄，有种外求的倾向，舍去自我，向"神"走去，照顾四周，求得平衡。尤其有趣的是，西医是从繁殖后代的角度看待未来的，而中医则是在内心的平衡中寻找永恒的安宁。从这里也可以看到西医自我为本的还原论性格，与中医非我为本的整体论性格。

治疗性调控的方法有两个：一个是针对"实证"的"泻法"，一个是针对"虚证"的"补法"。在这里为了深刻理解中医学原理，需要对虚实做一些分析。如同"形神关系"是中医学的生理学核心一样，"虚实关系"是它的病理学核心。正邪、阴阳、气血是理解虚实的三个相关概念，其中正邪是关键因素。正是正气，邪是邪气，正气弱或者邪气盛，身体将会生病。如果抽象地概括身体平衡，通常用阴阳。如果阴平阳秘，机体正气就不会虚弱，邪气就不会侵入，即通常所说的"正气存内，邪不可干"。但要具体考察身体平衡，就要涉及对气血的认识。通常可以用气血指代阴阳，气血是联动的，不可分离，不存在气乱而血顺之事。只要气出了问题，血也一定会跟着出问题，反之亦然。通常正气指内在的状态，邪气指外在的状态。受中国阴阳自然观的统摄性影响，内在的正气要分阴阳，外在的邪气也要分阴阳，不如此，就不能进行深入的机理探讨。于是正气之阴即为血，正气之阳即为气。需要注意的是，正气是广义之气，包含血，而正气之阳则为狭义之气，不含血。邪气之阴阳根据对机体的影响而定，凡是伤害机体之阴（血）者为阳邪，伤害机体之阳（气）者为阴邪。实际上，不论是何种邪气伤人，都不是单一伤阳或伤阴，都是联动的，只是有一个前后时间差。在发病机理上有所不同，需要采取不同的治疗对策。两种基本的临床方案是对实证施用泻法，对虚证施用补法。其中泻法主要在于驱除外邪，补法在于扶助正气。但要根据外邪之阴阳，正气衰弱之气血属性，还要做出更为细致的方法调整，以更恰当地对应之。在这里追问一个医学的根本问题，何为医学的基本内容？为了更深刻理解这个问题的意义，先选择李小龙的截拳道之名作一类比分析。他曾经在解释"截拳道"含义时，说武学的内容即"攻""防"二字，截就是防，拳就是攻。那么同样道理，医学的内容也可概括为"诊"和"治"。如果继续追问，在武学和医学的两个内容中，哪一个更根本呢？在笔者看来，武学中攻比防更根本，因为只有攻才能胜利，防的最高境界只能不败，而胜利才是武学追求的目标，防的作用只能为攻创造条件，因此不能只追求不败。医学中治比诊重要，只有治才能解决问题，诊只能为治创造条件。当一个医学体系诊断技能超过治疗能力时，就会流于游戏，走向衰落。因此不论是理论研究还是临床实践，只要牢牢把握住治疗这个硬道理，你就不会偏离正确航向。一旦不顾疗效，追求诊断技能的形式美，或者过分强调诊断背后的所谓理论层次，你就可能进入泥潭了。为了做到不入泥潭，就要掌握诊断的最深处要领，那就是气血二字。不论何种中医辨证论治功夫，说到底不外乎对气血总体水平以及两者比重关系的把握程度。

二、整体与局部协调的循环机制

前面概要说明了经络的调控功能，接下来需要进一步说明这一调控功能实现的两个条件：一个是机体内部的统一，另一个是机体与环境的统一。如果没有这两个统一作为前提，经络的调控作用便无从发挥。实现机体内部局部与整体统一的机制是循环，而实现机体与外部环境统一的机制是脉动，这两者之间存在深刻的内在联系，就如同无线电传播过程中的周期与频率之间的关系一样。这一节讨论循环问题，而脉动问题放在后面讨论。需要强调的是，下面所说的循环是指经络系统的整体，包括其中的气血以及五脏六腑，这里所说的气血是经络中的信息，而脏腑则是调节信息的元件，它们各自的属性在这里都需要略去。同时不能受到西医生理解剖学观念的影响，将认识局限在血循环这个狭窄的范畴之内，那都不能真正理解本节的主题，并将造成有害的误解。

1. 循行流注的秩序与节奏

经络在体内是以循行流注网络的形式存在的。在长期实践中，我们已经清晰地发现，十二正经按照如下顺序贯穿：手太阴肺经—手阳明大肠经—足阳明胃经—足太阴脾经—手少阴心经—手太阳小肠经—足太阳膀胱经—足少阴肾经—手厥阴心包经—手少阳三焦经—足少阳胆经—足厥阴肝经。这个循环过程一昼夜50次[①]，平均每次循环需要28.8分钟。如果按照传统时辰计算，平均每个时辰大约4个周期。在经络循行流注的周期性循环过程中，伴随着经络之网的节律性脉动，两者之间存在一种规律性联系。经络中运行的气血流速与周期成反比，与脉动频率成正比。不同身体部位的微环境不同，气血流速也不同，这就直接影响了经

---

①皇甫谧.针灸甲乙经.沈阳：辽宁科学技术出版社，1997：5.

络系统的循行周期，并将这种变化体现在脉动频率上。医生通过诊脉，可以对身体内部的状态作出判断，而这种状态基本上是由气血运行活动决定的。脉诊是中医学的最重要诊断功夫，在望、闻、问、切四诊中，它受到非常特别的关注，被认为是决定性因素。为什么脉诊之术会有如此高的地位呢？首先进行一些中西医的比较。西医是结构医学，在它的望、触、叩、听四个物理检查技术中，受重视的是叩和听，而望和触则可有可无。笔者大学时期，两位内科老师的物理检查功夫了得，呼吸科主任能够凭叩诊判断出肺部很小空洞的口径，并由X光片证明。而心血管科主任能够凭听诊判断心瓣膜缺损以及动脉导管未闭的大小，并通过手术台上的观察证明。这种功夫在信息医学的中医来说不适用，与西医相反，中医望与触（切）的能力则可以大派用场。望和切的对象是"神"，即信息；而叩和听的对象是"形"，即结构，这是两个不同的路子，不能相提并论。回到脉诊，医者必须心手相随、屏息静气，才能准确把握患者脉象中蕴含的丰富生命信息，对病情做出正确判断，为有效治疗创造出有利的先决条件。这里的关键因素在于，医者与患者之间需要合一，医患与环境也要合一。不如此，获得的信息不全，就不能辨证论治到位。与中医相反，西医要的就是尽可能控制环境条件，并极力排除医者主观因素的影响。这也不错，因为它要的不是生命的信息，要的是结构。

　　人是宇宙之子，气血运行的根据是天体运行，"天人相应"与"天人合一"命题的科学内涵就在这里。其中"天人相应"是因，"天人合一"是果，合在一起便是一个完整的动力学过程。对经络循行的观察，主要来自十二正经。从《黄帝内经》的记载可以明确地看出经络循行的顺序，这是一个环路，无所谓起始。但从习惯来说，通常以手太阴肺经为始，其逻辑根据也许是因为肺主气、司呼吸，故将它定为经络气血运行的始动环节。这个环路是这样串联起来的："手太阴肺经—手太阳小肠经—足阳明胃经—足太阴脾经—手少阴心经—手阳明大肠经—足太阳膀胱经—足少阴肾经—手厥阴心包经—手少阳三焦经—足少阳胆经—足

17

厥阴肝经—手太阴肺经……"①。运行方式有两种可能：一种是单线路循行，另一种是并行三线路循行。如果是并行模式，气血从躯干到手，从手到头，从头到足，从足到躯干进行一个周期的循行。若是单线模式，气血循行则要进行三个周期。根据气血从上到下（天地围绕人体上下震荡，手触天，足接地）震荡的机制看，并行模式更为合理，也就更为可能。这样一来，就可得出一个简单明了的规律：手三阴经同步从躯干走手，手三阳经同步从手走头，足三阳经同步从头走足，足三阴经同步从足走躯干。由于缺少严格的实证研究资料，许多细节还不能准确说明。日后可以开展经络信息检测与分析工作，将上述假说予以证明，这将是一项意义重大的成果，可以深化我们对经络循环规律的认识。在这里再次强调，认识经络循行规律，不能受到某一个生理解剖系统运行规律的影响，一定要综合地看待经络，如果非要一个形象的定位图景，那就牢牢地把十二正经体表循行线印刻在脑海里，并让它动起来。除了想象，还可以编制软件，建构一个从体表循行线能够观察经络气血运行的模式图，其中数据可从经络检测分析而来，建模也可以其为根据。

经络中的气血运行是有序的，表现为一定的周期与一定的脉动，而这些参数与天体运行的参数可能存在精确的相互关系。健康人的经络气血运行符合这种关系，但健康出了问题的患者，则会出现气血运行的两种紊乱：第一个是周期异常，第二个是脉动紊乱。如果机体的兴奋性过强，周期就会缩短，说明气血运行加快；机体的兴奋性降低，周期就会延长，说明气血运行减缓。如果五脏之间的平衡打破，气血运行的节奏就会失常，从而出现形形色色的紊乱。如果和三种病机结合，便是："虚者"兴奋性增强、周期缩短、气血运行加快；"瘀者"兴奋性降低、周期延长、气血运行减缓；"毒者"气血运行节奏紊乱，呈现酸（肝病）、苦（心病）、甘（脾胃病）、辛（肺病）、咸（肾病）五种基本状况。往往在虚的时候，气化异常，机体动力不足；在瘀的时候，运化

---

① 刘燕池.中医基础理论.北京：科学出版社，2002：109.

不佳，机体各个局部不协调；而毒的时候，身体都会处在疏泄不良的失衡状态，心绪烦乱。上述三种情况，使机体均难以与环境和谐共处，容易受到环境因素伤害。关于天体运行的周期因素，五运六气和子午流注理论有所说明，但它们与经络气血运行之间的深层联系尚未揭示出来，其他更为复杂的周期与脉动因素还需要深入研究。就其大要而言，五运六气说的是天、地、人关系的六十年周期变化规律，而子午流注谈的是经络循行一昼夜的变化规律。前者着眼于大的时空背景，后者关注小的身体状态，但两者都与干支算法有关，其理论基础均为圆道宇宙观[①]。按照五运六气学说，经络循行符合六十年连续的变化规律。在这个周期里，可以预测每个人可能的经络变化情况，并根据这种变化防患于未然，保证身体的健康。这种理论在养生中的应用较为普遍，在医疗中的应用相对较少。李以坚根据这一原理，通过经络检测不仅发现或证实了不少生理、心理与病理变化规律，有效指导了养生实践，而且解释了学术界认为经络检测数据变异大，不可靠的误解原因。实际上这种数据变异在短时间内看起来无序，如果经过较长时间观察，就会发现这种变化符合五运六气规律，是系统变化，不是随机误差，更不是不可捉摸的乱象。任应秋曾经大力倡导对五运六气的研究与应用，现在已经有越来越多的医者研究这个问题[②]。子午流注学说的理论性比五运六气简单，但它的技术性较强，主要为针灸业者所学所用。其基本精神是，不同时辰（一个时辰两小时），气血在十二条正经中的活跃程度不同。其中肺经起于中焦，肺朝百脉，为十二经脉循行起点，因此气血流注次序始自肺经，从寅时开始，至肝经丑时而终。这个顺序是：肺经（寅时，3-5时）—大肠经（卯时，5-7时）—胃经（辰时，7-9时）—脾经（巳时，9-11时）—心经（午时，11-13时）—小肠经（未时，13-15时）—膀胱经（申时，15-17时）—肾经（酉时，17-19时）—心包经（戌时，

---

① 刘长林.中国系统思维.北京：社会科学文献出版社，2008：13~26.
② 邢玉瑞.运气学说的研究与评述.北京：人民卫生出版社，2010：12.

19-21时）—三焦经（亥时，21-23时）—胆经（子时，23-1时）—肝经（丑时，1-3时）。上述规律属于针灸常用的"十二经纳地支法"（简称纳支法或纳子法），在一日中分出不同时辰各经脉的状态，每一时辰有一气血最旺盛，或者说气血流注的经脉。此外还有"十二经纳天干法"（简称纳天法或纳甲法），在一旬中分出不同日子经脉的状态，每一日有一值日的经脉。往上依次还有"干支分配五行季节法""六十环周法"等对于一年四季以及六十年甲子的经脉气血运行周期规律的描述方法①。这些方法通常需要复杂的干支推算，不太普及，这里也就不详细介绍了。有兴趣的读者可以参考相关书籍，但要有精神准备，写得比较明白易懂的著作并不多。

在当下西医行业有一个普遍的现象，一旦西医师们搞不定某些问题，就会建议患者去看看中医。无独有偶，在西方世界，也有一个类似的现象，当普通各科的医生们遇到解决不了的难题时，常常会说："去看看心理医生吧。"看来中医与心理医生之间存在某种深层的相似性，不论从理论还是实践看，这一点还真是不假。的确，中医是重心、重神、重信息的学问，治疗中在调心、调神、调信息方面要比西医高明许多，这也许就是中医擅长治疗身心失衡疾病（情志病）的主要原因吧。此外，中医还是重时间、重节律、重环境的学问，前面所说的五运六气、子午流注就是典型的例子。而在西医方面，也有与之相似的领域，学名叫时间生物学，俗名叫生物钟。1960年，在著名的科学圣地之一冷泉港召开了全美时间生物学研讨会，内容丰富、引人入胜。涉及基础性的生物钟原理以及更多的与临床实践有关的时间药理学、时间治疗学等方面的议题。但这次会后，一直未能形成期望中的热潮。只是有个别感兴趣的学者，开展了一些别开生面的研究，如时间遗传学、时间营养学等。直到2000年前后，涌现出一些有关生物钟基因调控领域的深度研究工作。不容置疑，心理学与时间生物学因为与西医的主流结构医学模式

---

①张安莉.子午流注开穴指南.南昌：江西科学技术出版社，1994：4～5.

不通约，一直处于边缘化地位，因此关注者不多，研究工作也不普遍。但它们与中医学的信息医学模式通约，可以有机结合，相得益彰。一个十分可能出现的前景是，中西医互动研究首先会在脑—经络—基因活动的时间联系机制方面实现突破，并由此引发一连串两个医学体系的深度有效结合。

2. 气血相互作用的机制

十二正经的气血运行体现出周期与脉动两种特性，而且与生理与病理机制密切相关。那么奇经八脉在这里起什么作用呢？它们通过前后、左右、上下三个维度的作用，推动十二正经中的气血运行。其中左右"摆动"功能由带脉体现，主要作用是促进气化；前后"滚动"功能由任督二脉体现，主要作用是促进疏泄；而上下"震荡"功能由冲脉体现，主要作用是促进运化。阴跷、阳跷，阴维、阳维则分别对十二正经的阴经和阳经进行辅助推进作用，使经络系统的整体性更为明显，气血运行更为畅通、顺利。古往今来，试图了解经络奥秘的努力不曾中断，其中贡献较大者有三类人：针灸师、气功师、科学家。他们的关注点不同，针灸师注重穴位的选择以及经络脏腑关系的体现，对内在复杂机制不太在意。科学家因为受到现代科学影响，着力点在于经络的定位、气血的运行方式及其可靠的检测与分析方法的建立等。而真正对气血相互作用机制这个更为根本的问题花大功夫者，则是那些常被忽视的气功师们。在中医学三大生理学机制"气化""运化"和"疏泄"的实际过程中，气血相互作用无处不在，气化不足者因为气血虚（总量不够），运化不足者因为气血瘀（分布不匀），疏泄不足者因为气血不平衡（气多血少，或者气少血多）。这些认识都是笔者在气功练习以及参考其他气功修炼者的体会中形成的，对于化繁为简地理解中医理论的核心精神非常有帮助。看来有关经络学说部分来自导引、内视的说法不是空穴来风，笔者愿在这里做一强调，提醒读者关注。当然不是仅靠气功一途，与其他方面的相互参考、综合集成自然不能少。

奇经八脉实际上也是一个网络系统，它以任督二脉为核心，将带脉、冲脉、阴跷、阳跷、阴维、阳维组织起来，整体配合十二正经的气血运行。它好比人体的小循环（肺循环），十二正经好比人体的大循环（体循环），两者相辅相成，才能保证气血运行的正常进行。内丹功夫中的小周天就是通过意念力的作用，使气血沿着任督二脉循行往复，从而达到拉动五脏平衡，促进机体疏泄的作用。这里的意念力涉及意识，也就是说与脑之间建立了联系。这里的意识既有显意识，也有潜意识，但主要是在两种意识之间找到一种混沌态，在这种特殊的中间状态中，经络似乎才能得到最大限度的刺激和调动。在中医的概念中，除了五脏六腑，与器官相关的重要概念还有两个：一个是"脑"，一个是"胞"。这是两个可有可无的概念，在中医体系中并非关键所在。但是，一旦我们将它们与经络机制联系起来，其无与伦比的重要性便立刻凸显出来。在刚才谈到的内丹功夫里离不开意念力，因此也就离不开脑，因此脑与经络的联系便宣告建立了。那么胞有什么用？它与经络之间又有何种联系？内丹的养生功能概括起来便是强肾固本，而这个本的体现便是性能力，这也是几乎所有的养生功夫中都不乏房中术的原因。说是房中术，其实这仅是一种表面说法，它能够适应传统的本能需求，容易传播与扩大影响。其实透过世俗生活的表象，深入到理论层面，这种性能力的本质便是遗传功能，是不在脑的意识控制之下的本能意义的生理功能，它是先天之本，可以用"胞"来概括，用现代生物学的语言来说，约等于"基因组"。

这样一来，我们的概念便得到更新，一些关系可以看得更清楚。脑是"后天之本"，胞是"先天之本"。这两个"本"相互作用，才使得经络中的气血运行得以实现，并在这个运行过程中，五脏的调控作用得以发挥。可以设想，脑可以直接作用于奇经八脉，而不能作用于十二正经，但胞可以直接作用于十二正经，但又不能作用于奇经八脉，两个"本"的作用间接地通过十二正经与奇经八脉的相互作用而实现。如此推断，奇经八脉可以反映后天之本的状态，而十二正经则可以反映先天之本的状态。内丹里的小周天功能是"炼气化神"（之前的筑基功能是炼精化气），也就是要聚神于脑，增强意念力。有了这样的基础，才能进一步实现"炼神还虚"（大周天的功能）。也就是说，通过意念力，从脑一直贯通到胞，实现奇经八脉与十二正经的强有力相互作用，最大限度推动经络气血的运行。小周天可以实现人体内部的统一，而大周天则可以实现天、地、人的统一。小周天与人的意识关系密切，而到了大周天，人体则直接受到天地的调控了。因此经络是将天、地、人联系起来，将意识与潜意识联系起来，将脑与基因组联系起来的复杂无比的智能网络，包含着无穷信息，挑战着人类智力。

3. 动力与阻力

经络系统处在不停息的气血运动之中，这就自然涉及动力与阻力问题。气化是动力的主要因素，也是内在因素，只要气化正常，动力就得到了基本保证。运化是外在动力因素，天、地、人协调，就给经络系统提供了外源性动力。疏泄是潜在的辅助动力因素，它工作正常，体内环境就和谐，无形中也添加了动力成分。因此，在气血运行的动力因素中，气化、运化、疏泄这三大功能均有贡献。反过来，这三者一旦出现问题，也都会增加阻力，这里的辩证关系十分明显。在身体里不存在专门的动力，也不存在专门的阻力，通常都是"两面派"和"双刃剑"。在实践中，增加动力与减少阻力通常是一件事的两个方面，其本身也是分不开的。在个人的养生活动中，身体摆动行进加上入静，有助于气化功能的增强，一个突出的表现是唾液分泌旺盛；打坐配合呼吸调整，有助于加强疏泄功能，此时指端充盈度增加；如果站桩，可增强运化功能，练习到一定程度，可以出现自发动。从经络的角度看，医疗的实质与养生是一样的，不外乎增强气血运行的动力，减低气血运行的阻力。只是养生普通人便可为，而医疗则需要专业人士。不论导引、针灸还是服用中药，甚至讲究一些的饮食控制和适当的身体运动，都会对改善气血运行状态有所帮助。如前所述，理解中医需要有非线性观念，也就是你中有我、我中有你，一因多果、多因一果。因此，中医的各种方法均有多效性，不是一法生一效，而是一法多效，多法一效。对经络的干预要结合经络的特性，在方法的选择上也要有中医理念的指导，正确的评估、适当的干预和对经络系统动力学机制的深刻认识是密不可分的。

将经络系统问题转化为气血运行问题是否合适，会不会带来谬误？这种担忧不无道理，但在讨论动力学问题的时候，这样的转换是十分有利的。经络的本质属性是生命信息的调控之网，这是一个典型的系统动力学问题。而气血在中医理论中也是一个综合性的概念，是对身体总体状态的一个概括，而非具体局部的说明。因此，可以将气血理解为机体的两个序参量，经络就是调控这两个序参量的具体机制。在中医文献与实践中，气血的关系不是十分清楚，虽然在教科书中，气和血都各有一套说法，但在实际中，似乎说气、说血都可以。那么有无必要在气血区分上下一番功夫呢？笔者认为还是应该的。在讨论这个较为抽象的问题时，简单化的文献引用和推理都难有作为，还是需要透过多种表象性解说，去把握气血的本质属性。在中医生理学的几个范畴中，气、血、津液是列为一组的，与脏腑、经络并列。如果从解剖学视角考察，这种区分有一定道理，而现在的中医学也的确是依照西医的结构医学模式重新组织自己的知识内容的。但要注意，不能忘记中医学的信息医学本征，只有信息在中医学体系中是首尾一致、上下贯通的，而结构化知识则是支离破碎、不成体系的。虽然在古代中医学文献中不乏解剖学知识，各朝各代医家也有不同形式的结构观察的记录，但指望凭借这些内容建构中医学的理论框架，那无疑是不折不扣的妄想。这些解剖学知识的价值，只能用来帮助理解信息体系的属性与功能。也就是说，解剖学在中医学里只有脚手架的作用，而真正的大厦还是信息医学体系。

如此看来，要想真正把握中医学各种核心概念的内涵，只有将它们放在信息医学的框架内才有可能。就系统性的表述而言，经络最为完整，就功能子系统对整体的调控机制而言，脏腑最明确。但作为一个具有动力学特征的生命过程的概括形象，气血则最有活力。至于津液，相对来说其重要性不能与气血、经络、脏腑相提并论，充其量只能是它们的一个辅助因素。尤其是在气血互动这个中医学并不特别在意的关键环节，津液则发挥着不可缺少的重要作用，是气血转化的中介和环境。现在为了更清晰地理解中医学的生理过程，我们将机体做一简化，对五脏不去理会，这里只留下三种功能：肺肾主管的气化，心脾主管的运化，肝与心包主管的疏泄。对经络各种有形和无形的组分现在也不去理会，只关注网络、脉动与循环这三个属性。对津液也不要管它以何种形式存在，或者具有哪些生理功能，只当它是气血运行的环境与彼此转化的中介即可。这样一来，气血便凸显了。如何给气血派活儿呢？这就要看我们如何认识生命了。生命现象复杂繁多，如果把前面的简化原则继续下去，最后剩下的便只有生、长、壮、老、已（可简称个体演化）这件事了。说到这里还不算完，还要补充一句。假设外环境稳定、友好，机体会按照理想的生命程序走完全程。如果外环境不稳定、不友好，这个生命程序就不能完美执行，极端情况就是夭折。因此，在忽略环境影响的前提下，才能真正看清楚气血的真实面目。生命系统的演化需要两种力的作用：一个动力，一个阻力，缺一不可。气是积极力量，让它当动力；血是消极力量，让它当阻力。气如同汽车油门，血如同汽车刹车。只有油门，汽车准要撞毁，只有刹车，汽车就不能动。只有两者默契配合，汽车才能安全地走到目的地。气过旺，动力太强，阴虚阳亢，机体会过用而虚；血过盛，阻力太大，阴盛阳衰，机体会不振而瘀。这就是气血的功能真相，通过动力与阻力的配合，统摄着整个机体的生命过程。其他的一切，都是建立在这个最简单的动力学基础上的。生命之车能否安全走到终点，要看当下经络之网中的每一次气血循环是否正常。只要虚或者瘀，这个循环就会受到影响。如果肺肾气化功能有效，便能补虚；而心脾运化功能有效，也能化瘀。在虚和瘀不能化尽的情况下，肝和心包的疏泄功能良好，也能有所代偿。若代偿无效，内环境紊乱而生毒，就会雪上加霜。如果补虚不能，化瘀不行，疏泄不灵，那就会百病丛生，甚至不治。

三、系统与环境统一的脉动原理

经络是生命系统的调控网络，其中的灵魂是信息，用传统的说法便是气血，而气血来自脏腑的运动及其相互作用。古人通过脉诊把握气血运行规律，从中了解经络整体状态以及背后的脏腑局部关系。这里的关键要素是气血运动体现出来的身体信息，它以脉动的方式表现出来，向外界传递着脏腑经络的平衡关系及其动态的变化消息，使医者能够依此了解患者身体情况，并采取适当的干预措施。前面一节主要讨论了系统内部的协调问题，先将许多问题简化，凸显了气血在动力学系统中发挥的动力与阻力作用，并以此建立可以考察更为复杂生命机体功能的基础。这一节将机体与环境的关系提上议事日程，而环境也不能独立存在，它必须与机体内在机制联系起来才能发挥作用。脉动就是这个贯通身体内外，有助于养生与医疗的极其重要的生命现象。不夸张地说，不认识脉动，就不理解生命。

1. 脉动的形成

一般认为脉动是气血相搏的结果，那么气血又是什么呢？这句知名度很高的命题"气为血之帅，血为气之母"又是什么含义呢？尽管在中医学著作中关于气与血的论述非常多，但较为零散，尤其是关于气与血的关系，最为精辟的还是这个命题。因此，从这个命题的解析入手，看来是理解气血关系以及气血本质的捷径。前面曾经说到，"帅"为领导，具有主动性，而"母"为养育者，是被动角色。从这一点出发，可将气定义为调控因素，而将血定义为支撑因素。如果结合现代医学的知识成果，可以更明确地将气看作脑的功能。因为中医学里有所谓"气从脑出"一说，而将血看作基因的功能，是因为西医学的血中的物质都是通过基因控制形成的。这样的解释有些牵强，但为了形成一个理解的框

26

架，这也是可以尝试的。只要能够提供符合事实的说法，把零散的传统中医经验命题"贴拼图"式地整合起来，同时采纳西医与中医相通的概念协助说明，用以实现不同视域融合的"诠释"，都是认识传统知识的有效办法，但要注意其局限性。脑与神经相通，血与循环不分，在上述假说的基础上，如果继续推论，就会涉及经络与神经和血管关系的命题。有的现代学者将经络解读成神经，另一些则解读为血管，还有一些解读为神经、血管行走其中的组织间隙。关于这些将在后面一章详细讨论，这里先不赘述。但要提醒读者注意的是，这里论述的是传统中医理论中的经络问题，尽量不要受到现代科学知识的干扰，仅选择性使用那些能够帮助我们理解传统概念的东西，同时排除掉那些可能造成误解的内容。为了避免不必要的纠缠，可以先假设传统中医的经络不细分这些解剖结构，而是包括这三种结构，并笼统地将气血运行看做它们的整体功能。

神经、血管、组织间隙构成的整体结构呈现脉动特征。中医脉诊把握到的脉动其实并非动脉搏动一项，而是动脉、静脉、神经、组织间隙等一系列结构共同脉动的集合，其复杂程度超过我们的想象。这种整体的脉动是机体各种层次脉动相互作用之后，涌现出来的综合结果，其中包含着丰富的生命信息。这里面有神经与血管、动脉与静脉、神经与组织间隙、血管与组织间隙、组织间隙与细胞群、不同细胞群之间、不同组织之间、不同器官之间、不同系统之间的相互作用，等等。尽管脉动的复杂性难以简单概括，但有一点则是可以肯定的，脑和基因组是两个重要的调控中心，它们分别释放作用力大小相等、方向相反的信息波，两种波以我们尚不知晓的机制相互作用，形成脉动，在经络中传播，以实现机体内部以及机体与环境之间的协调。在未来的生命科学前沿，生命信息一定是核心问题。目前，脑科学与基因科学各领风骚。由于不同的研究纲领，彼此之间的研究成果并不能有效整合，因此一个完整的生命信息系统的图景还未能呈现在世人面前。经络研究是体现中医信息医学特征最明显的领域。不仅经络研究者应该主动关注脑科学与基因科学方面的积极进展，并与自身的工作相结合，而且脑科学与基因科学研究者也不能忽视经络研究者的贡献，彼此学习，互相对接，共同推动中西医的深层结合。这种结合可能产生两个结果：一个是在重神的信息医学与重形的结构医学语境中，通过结合，取得解二元联立方程的意外效果，各取所需，各得其所；另一个则是，通过结合，发现中西医两个不同视角之间内在的跨越机制，建立起形神合一的生理学框架，为新医学（也许会称为系统医学）的诞生奠定基础。

在目前的科学框架内，西医的还原论模式是主流，中医的整体论模式是非主流，两者之间正在形成一个具有整体论观念与信息化技术，同时又完全符合还原论倡导的实证与量化原则的复杂性科学新模式。它的基本问题就是整体与局部、系统与环境的关系，这与中医学的问题十分契合，尤其是在脉动问题的讨论中，可以充分借鉴之。在复杂性科学的历程中，先后出现了许多理论模型与技术性很强的算法，较为典型的有三个理论，即涌现论、分形说与混沌学。其中涌现论主要说明的是系统的整体特征，通过局部因素非线性相互作用而产生的机制，与中医学的气化功能有相通之处。分形说认为整体性体现在各个局部之中，从偏向整体的角度可叫做自相似特征，而从偏向局部的角度则可叫做全息特征，这与中医学的运化功能可以找到共同的精神内涵。而混沌学则与中医学的疏泄功能本质上接近，主要考虑如何在无序中找到有序，在非平衡中建立平衡[①]。

2. 高层次的低频控制低层次的高频

脑和基因组是高层次调控中心，它们表现出低频脉动的特征，是一种整体效应。而在它们之下，存在着若干功能层次，越往下脉动频率越高，本能力量越强，这一点可以理解为"外静内动"和"上静下动"。一头大象动作迟缓，但其心脏的搏动频率较高，心脏细胞内部的代谢活

---

① 李曙华.从系统论到混沌学.桂林：广西师范大学出版社，2002.241.

动频率更高，这便是外静内动。而一条河的表面通常较为安静，但其深层则潜流滚滚，这就是上静下动。一句话，整体是相对静止的，而局部则是相对活动的。外显性较强的整体低频率对内隐性较强的局部高频率通常具有抑制作用，也就是所谓的"以静制动"。低层次到了极致，便是分子、原子。这些物质的构成成分都不是以静止状态存在，而是动态存在着的。越是自由的原子，自身运动频率越高，组合成分子，频率会降低，形成细胞，频率变得更低。而到了组织、器官、系统、整体层面，运动频率会依次逐渐降低。频率越低，系统的稳定性越高、有序度也更高。虽然此时系统的能量水平偏低，但信息化程度则更高，智能化程度自然也更高。从上述这个系统内部控制机理的说明中，不难看出，能量积聚在系统的内部，而且分散在不同的局部，但调动这些能量的信息控制机制则存在于系统的外部，呈现为整体特征。而且这些机制分为不同层次，其对能量的调控强度由外而内依次弱化。

需要说明的是，上述论断可视之为假说，部分来自基于事实的推论，部分来自针灸与物理治疗的现象观察，还没有系统的实验研究基础。希望这样的议论有助于激活思路，设计出相关的严格实验，对其予以验证。笔者刚涉足经络研究时遇到一位针灸师，向她请教，能否用一句话概括针灸的作用机理？她是一位年轻但充满自信的针灸师，听到我的问话，不假思索，脱口而出："调气儿。"这个回答简洁明了，让我刻骨铭心。在人们潜心寻找经络的特殊有形通道而未果之时，这样的回答意义重大，可能提示全新的思路。气者无形，信息是其组织者，有信息时气聚，无信息时气散。如同飞机航线，它是一条根据经纬线规定出来的虚拟通道。有飞机走的时候，可以看到它的轨迹，无飞机通过时，它便不存在。针灸调气儿，也如同调节飞机的航线。正常飞行的飞机不需要调整航线，只有那些偏离正常航线者才需要调整。用频率做一个比喻，正常飞行的飞机按照一定的频率飞行，航线正常。而当频率异常时，航线也就出偏。针灸便是根据偏离的频率特征，针对性地予以调整。这里的经络特征之所以采用了频率这个具体的生物物理学概念，一部分原因在于王唯工、孙平生等的经脉频谱特征的研究结果，另一部分原因则是从理念上考虑到了经络的脉动本性。

前面说到脉动与频率，这里再强调一下经络的低频特征。不论从经络频率测量结果，还是从已经上市的一些理疗设备的疗效观察结果看，低频都是经络的基本生物物理学特征。在电磁防护的研究中，也发现低频脉冲对有机体的影响较大，而高频脉冲的影响却微不足道。这一特征证明了前面所说的机体高层次低频信息调控低层次高频信息的设想。这一点很有意义，不仅能够有助于研发有效的物理治疗设备，而且对于认识生命信息调控机制也十分有用。它说明一个重要的问题，信息与结构都有层次，根据机体结构划分为分子、细胞、组织、器官、系统、整体六个层次的解剖学知识，可以假设信息也能够分出六个层次，而且它们基本上与结构层次平行，分别来自分子之间、细胞之间、组织之间、器官之间、系统之间、整体与环境之间，这便是物理学上的波粒二象性的生命体现。可以看出，体表经络信息是整体层次的信息，体现了机体与环境的关系。它已经整合了机体内部不同层次来源的信息，并且与环境信息影响取得了平衡。可见，经络信息的价值远远高于体内其他任何层次的信息价值。因此，经络干预的效果也会大于其他层次信息干预的效果。这就是针灸与物理治疗的真谛，可见经络乃机体物理干预过程中，四两拨千斤的高效率杠杆。

3. 环境的低频控制机体的高频

对机体能量最大的调动者来自外界环境，它比机体的整体频率还要低。因此，对生命有机体而言，外部环境中的低频因素比高频因素更有干预力量。这些因素包括各种周期性，或者说振动性的运动，它们都富含信息，如天体的周期性运行、一定频率的宇宙辐射等。对机体来说，适应环境是维持生命最重要的事务，因此环境对机体的调控力超过体内其他调控机制的力量。在环境因素多变，而且对机体干预作用较大时，机体内部的各层次、各局部调控机制相对低效，整体的力量用于应对环境的挑战，以避免机体整体受到伤害，尤其是不可逆的致命伤害。而当环境相对稳定时，机体内部的调控机制则较为活跃，出现与适应相对应的创造过程。适应与创造共同推动机体的个体发育和群体演化，脑倾向于适应，而基因则倾向于创造，两者必须平衡，否则会出意外。如果脑适应过度，会导致痴呆，而基因创造过强，会出现肿瘤。通常那些不大愿意动脑者容易发生痴呆，而劳神过度者则易生肿瘤。经络则是脑与基因活动之间平衡的调节者，与其说它的功能是运行气血，倒不如说是调节气血平衡。当然了，运行气血还是它的基本功能。气虚者脑退化，出现痴呆，而血瘀者基因强化，易生肿瘤。如果经络能够有效调控，使得气不虚、血不瘀，那么痴呆与肿瘤便均可避免了。这里最终会发生什么，除了经络失效，还要看始动因素究竟是什么。如果过于劳累，机体气化功能受损，也会出现痴呆；而生活过度不规律，机体运化功能失调，就容易出现肿瘤。经络的调控功能取决于脏腑的相互关系是否平衡，也就是疏泄功能是否完好。如果疏泄良好，就能提供必要的缓冲力，如果不好，则会加剧病情的恶化程度。

这里要强调一个界面问题。机体整体频率是一个边界，通常体内频率都低于这个整体频率，因此它能够控制体内较高的不同层次的局部频率。当外界环境频率低于整体频率时，就会影响到机体的功能，而外界环境频率高于整体频率时，则对机体内部的影响不大。经络频率可以看做整体频率，它是内部不同层次、不同局部频率非线性相互作用之后，涌现出来的整体频率。外界低于它的频率将对其发生作用，而高于它的频率则不起作用。经络固有频率在受到外界因素影响时会发生变化，越往里频率越高，并与相应的层次与局部频率环境相适应，从而达到有效调控的作用。比如运动员的身体训练，开始时心率较快，随着训练水平的不断提高，心率也会渐渐变慢，这也是低频由高频涌现形成以及低频可以调控高频的一个众所周知的例子。说到频率，又要涉及对中医特征的认识。由于西医是当下社会的主流医学，人们已经耳熟能详，因此面对相对陌生的中医，往往会自觉或不自觉地与西医比附。这就产生了一个问题，两个医学体系的观念与方法是否相同，能否比附？事实上它们还真是不同，西医的本征是结构医学，通过结构来理解功能，而中医则是信息医学，运用信息来认识功能。这样一来，如果张冠李戴，就不能正确把握各自的内涵，造成理论上的误读，并导致实践上的偏差。结构的具体表现就是人体的形态，西医从大体解剖、组织观察、细胞分子的分离分析等层面已经对生命有了相当深入的了解，而生命信息的知识对它来说还是相对薄弱。中医则相反，虽说也有不少解剖学知识的积累，但大都零散、片段，不够系统深入。而信息知识则相对完整而有条理，这里的典型便是经络与脉学。在传统中医里，经络与脉是混沌一体、难以精确区分的，它们的共同基础便是脉动。而脉动的要素就是频率与周期，频率与周期能够充分体现生命的信息。因此，中医便通过脉诊把握人体的状态，至于结构性的因素则不予理会。作为对脉诊的补充，中医也重视舌诊。前者是触诊，主动，把握以频率为核心的动态过程；而后者是望诊，主静，把握以色泽为核心的静态面貌。两者联合，便能对机体的信息有一个全面的体察，也就是分别对气和血进行测度，然后综合体验，对经络的气血运行状态得出结论。再进一步分析，气的频率与血的色度之间存在内在联系，虚者高频，瘀者色暗，即中医常说的气滞血瘀。这里的气滞是气虚的特别严重的状态，说明已经虚得不能为继了，两者之间只是程度的差异，而非性质不同。

经络的功能是运行气血，而虚和瘀分别说明气血异常。这就提示我们虚和瘀是生命最基本的病理机制，由此可以找到理解整个中医本质的钥匙。再次引入"先天之本"与"后天之本"的概念，在这里前者主要与肾、肺相关；后者主要与脾、心相关。肾肺共同主机体气化，若此功能不良，身体便会虚；而心脾共同主机体运化，若此功能不良，身体便会瘀。先天之本主血为母，后天之本主气为帅。然后再引入"六淫""七情"和"劳逸"的概念，这是导致人体疾病的三个主要病因。六淫为外因，包括风、寒、暑、湿、燥、火，分别主要伤害肝、肾、脾、肺、心。七情为内因，包括喜、怒、忧、思、悲、恐、惊，分别主要伤害心、肝、脾、肺、肾。劳逸为不内外因，包括体劳、心劳、房劳等，对人体的伤害则是全面、整体的。不论是何种病因，也不论伤及何种脏腑，最终结局都导致虚和瘀。虚和瘀之间如果平衡，说明身体还能低速运行，如果不平衡，说明机体机能已经失衡难以为继。这种无法作为的状态，则可称为"毒"，它是与"虚"和"瘀"并列的三大病理机制。这里的毒特别强调的是机体的偏性，纠正这种偏性的机能是"疏泄"，它与"气化"和"运化"并称机体三大生理机能。这种偏性的形成，不外乎正气弱与外邪强，如肾、肺内在机能变弱可致虚，外邪寒、燥过强，也可致虚；脾、心内在机能变弱可致瘀，外邪暑、湿过强，也可致瘀。如肝、心包内在机能变弱可致毒，外邪风过强，也可致毒。通过上面的分析，可以看到这样一个图景，中医的"八纲辨证"在逻辑上得到了统一。以前说到八纲辨证，基本上是阴阳、表里、寒热、虚实四个对子平面铺开，看不到彼此之间的内在联系，现在则可以在前面"经络运行气血"这个逻辑原点的基础上，一步步展开而形成严谨的逻辑体系，即阴阳说明气血是否平衡，偏阳者瘀、偏阴者虚；表里说明是否失去代偿，表者外邪致毒，里者内伤致毒；寒热说明内环境总体偏向（毒的性质），寒者阴邪作祟、阳脏受损，热者阳邪作祟、阴脏受损；虚实说明机体本根的偏向（造成的影响），虚者气化功能受损，实者运化功能受损。有了这个基础，便可以继续向两个临床实践方向前进，一个是细化诊断，另一个是确定治则。细化诊断可从外在的病因和内在的气血、脏腑两个角度进行，在虚和瘀的基础上进一步概括出具体的气血异常形成的具体证候，如气的失常[气虚，气机失调（气滞、气逆、气陷、气闭、气脱）]、血的失常（血虚、血瘀、血热、血液妄行）、气血互根互用功能失调（气滞血瘀、气不摄血、气随血脱、气血两虚、气血失和、不荣经脉）；在外邪、内伤基础上进一步揭示出具体的六淫、七情或劳逸病因；在阴邪、阴脏、阳邪、阳脏基础上进一步确定具体脏腑和病邪组合成的证候；在先天之本与后天之本的基础上进一步确定具体的脏腑异常组合成的证候。确定治则是在上述辨证的基础上，针对性地选择不同的治疗对策。上面谈到的如此复杂多样的生命过程，实际上都可以从频率角度予以技术性刻画，并从中找到机体的细化规律。这需要中医现代化的实现，目前还只能先从传统中医学的角度把各种关系粗线条地予以定性说明，为今后深入的定量分析奠定基础。

第二章 经络的现代狭义理解

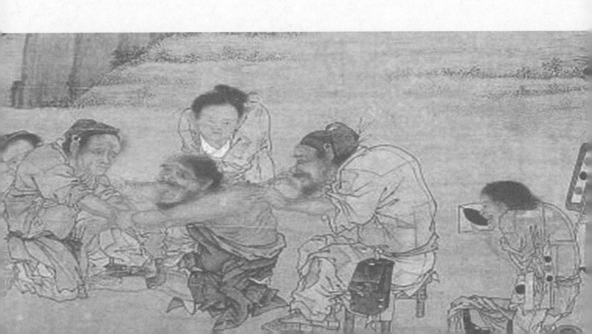

在传统的中国整体论科学语境中，经络是一个十分自然的概念，也就是将身体气血组织起来，周而复始运行，以实现身体各部分之间以及身体与环境之间的有效沟通，保证生命过程的有序进行。而当下对经络的理解成为一个突出的难题，关键在于语境变了，不再是那个东方文化主宰的"天人合一""以人为本"（这里的人是圣人，并非凡人）的社会，而是变成了以西方文化主宰的"天人相分""实证为本"（这里的实证是普遍意义的实证，而非个体经验的实证）的社会。科学的主流是还原论模式，而非整体论模式。于是乎，模糊概念不能存在，主客关系必须分明，不曾追问的"气""血""经络"都要问个究竟，否则不能保留其科学的名分。这与中医学的整体处境是一致的，必须为自己的合理性、合法性与创造性辩护，因为它与主流的西方科学不通约。不通约便理亏，理亏就得辩护，这是天经地义的道理。不仅西方科学界这样认为，就是中国科学界也同样这样认为，甚至比西方还要苛刻。现代经络研究就是在这样的氛围中开始的，复杂而曲折，无法避免。这一工作实际上不再是单纯的生命科学研究，而是处处渗透着两种文化冲突与融合的学术历险。

一、经络的定位

对于任何一个有着现代西方医学知识的人来说，研究一个生命过程，首先要定位，然后看结构、知功能，对经络自然不能例外。相对于其他中医学概念，经络的定位特征较为明显，最典型的便是十四条经脉线在体表循行起止十分清晰明了，而位于其上的361个经穴也是描述精确，毫不含糊。解剖学家当仁不让，用解剖刀、显微镜像昔日了解血管、神经那样地开始了对经络的研究。但问题远比人们的想象复杂，解剖刀没能建立新的功勋，而是引发了无穷的困惑。

1. 局部解剖学的失败

经络的解剖学研究是从寻找十四经脉的解剖结构开始的，因为它们不仅形象直观，而且与针灸实践关系密切。几乎每个针灸诊所或中医院都把这张图挂在墙上，作为中医学的象征，如同太极图是中国传统文化的象征那样。人们从熟悉的事物开始探索未知世界是无可厚非的，但这样的习惯也会带来走入歧途的危险。研究经络的人们不仅熟悉那张耳熟能详的十四经脉图，而且也熟悉人体解剖结构，正是这后一个熟悉让一开始信心百倍的学者们陷入泥潭。经络研究的先驱者都是受到现代西方生物医学训练的成熟专家，而解剖学是认识生命的入门课，在他们看来，研究人体经络也从解剖学起步再自然不过。之所以西方医学不了解经络，是因为宇宙无止境，生命也无止境，西方科学再发达也有局限，不可能穷尽对人体的认识。当然只要努力就可以不断推进对人体结构的了解。正是在这一信念的鼓舞下，学者们投入极大的热情与精力，开始了经络解剖学的探索。然而遗憾的是，沿着解剖学路径，几十年过去了，还是没有找到经络的影子。尤其是人类基因组计划的完成更是令人绝望，因为这一计划实际上终结了解剖学，人体已经得到彻底的解剖，而且是从分子水平上实现的，但那个让人心痒的经络依然不见踪影。在经络的系统发现方面没有成就，那么在局部有无建树？这方面的代表性工作是对穴位组织学特征的研究。与大体解剖学研究一样，穴位组织学家们同样不遗余力地花费了大量时光，用尽了已经知道的各种组织学方法，同样不能明确地说出穴位的组织学特征是什么。在经脉与穴位的解剖学研究中，有一个重大的事例不能不说，那就是朝鲜学者金凤汉（Kim Bonghan）的工作。1961年，平壤医科大学金凤汉教授宣称发现了穴位"小体"。1963年，金凤汉在《朝鲜医学科学院学报》第5期上发表了 *On the Kyungrak system* 的论文，这篇论文长达40页，并宣称找到了经络系统，包括"凤汉管"（Bonghan duct）和"凤汉小体"（Bonghan corpuscle）。此次发现震惊全球医学界，由于金凤汉的研究工作一直处于保密之中，关键技术叙述不充分，因而在其他实验室难以重复。日本大阪大学医学部副教授藤原知（Fujiwara）组织了研究小组，进行回溯性实验研究。经过大量实验，并未发现"凤汉管"和"凤汉小体"的确实证据，只从一只家兔样本中发现了类似于"凤汉小体"样的结构。奥地利组织学家 Von Kellner 在同类研究之后，认为金凤汉发现的构造作为末端小体样结构确实存在，但只是一种胚胎发育期残留下来的结构，不太可能具有生理功能。1964年，中国中医研究院组建了"经络研究所"，也对金凤汉的工作进行了验证，发现一些"凤汉小体"与动物退行性组织（脐部）的形态学特征类似，而"凤汉管"则很可能是一些实验过程中人工造成的假象（如取材时采用的试剂造成蛋白质与组织脱落细胞凝固所形成的含有细胞成分的伪管状结构）。2005年，韩国首尔大学苏光燮在日本东京电机大学召开的"第19届国际生命信息大会"上，发表了"金凤汉经络系统"的报告，沉寂40年的"金凤汉学说"再次引起国际学术界关注。谨慎起见，苏光燮将凤汉经络系统改称为"原始管道系统"（primo-vascular system，PVS）。一些实验室开始重复这项工作，到目前为止，没有得到确切的共识性结论，但已经有了三种意见：这些新线状结构出现在大鼠、家兔的内脏表面、淋巴管内、血管内和脑脊液内以及皮肤下；这些结构的出现有一定的不稳定性，与生理条件的变化有关；这些结构与经络的功能之间的关系尚不确定[1]。

尽管经络解剖学研究没有达到人们的预期，能够像说明神经、血管的解剖学特征那样描述其结构，但学术界对经络有其结构基础的信念仍然坚不可摧。因为经络功能是得到公认的，不仅循经感传现象普遍存在，而且针灸功效更是有目共睹。在复杂而充满迷雾的探索过程中，两

---

[1]会议资料."经络研究"热点问题研讨会.北京:中国中医科学院针灸研究所，2011：1.

种研究纲领逐渐形成，并导致了研究者的分化。一种纲领是"已知功能未知结构"，另一种则是"已知结构未知功能"。前面一派，对经络的功能没有疑问，并按照西方医学"结构-功能认知模式"，运用解剖刀和显微镜去找经络实体，但失败的事实让他们痛苦与迷惘不已。后一派则在没有找到人体特殊经络结构的情况下，灵活变通，退而求其次，将问题进行了置换，以已知结构为基础，反过来重新认识经络功能，包括循经感传与针灸原理。但带来两个消极后果：一个是牵强附会地将经络功能与已知结构联系起来，另一个则是否定过去曾经肯定的经络功能，张冠李戴，将经络现象视为某种已知结构的功能表现。他们没有像前面一派学者那样痛苦与迷惘，因为这样似乎自圆其说了，但却在不知不觉中异化了中医。按照这样的逻辑继续下去，势必让中医失去理论基础。在两派之间，还有一个中间派存在，他们不愿丢掉"凡生理功能必有形态结构基础"的信念，但也不能接受第二派站在已知结构基础上，舍弃或异化经络功能的态度。一个戏剧性的结果是，他们提出了一个看上去十分奇异，但又能够理解的学说"多层次立体结构说"[①]，将经脉线下同一断面的上皮组织、结缔组织、血管、神经、肥大细胞等组织成分均称之为经络结构。这个不论从哪个视角看都显得十分另类的"多层次立体结构说"，尽管有一定的实证资料支持，但显然一时难以有效解释经络现象，而且有悖现代还原论科学的常识，因而受到学术界的普遍冷遇。科学史上经常出现"奇异"引发突破的现象，如波粒二象性、测不准原理、薛定谔猫悖论等都是物理学中的奇异现象，不能用人们已经习以为常的规则来解释。但正是这些伟大科学家，实事求是，大胆假设，小心求证，才没有轻率地放弃重大发现的机会，为人类文明进步谱写了新篇章。这个另类假说为什么出现？它反映了什么认识矛盾？在现象层面，体表通过生物物理学检测出来的经脉循行线，不能如人们在常识层面想当然的那样，与某种深层实体结构线性对应，而是难以理解与想象的与

---

①祝总骧、郝金凯.针灸经络生物物理学——中国第一大发明的科学验证.北京：北京出版社，1998：414.

多种结构成分存在联系，可谓"表里不一"。在认知层面，过去在西医解剖学、生理学、病理学、药理学领域屡试不爽的"一对一"和"实体对实体"的线性因果链分析方法不再奏效，而出现了"一对多"及"信息对实体"的非线性网络分析方法的雏形。这种变化的科学意义是重大的，而且可能成为打开理解中医学，使之现代化以及推动科学出现新飞跃的突破口。

在经络研究领域，中国一直是一个较为被动的角色。有影响的经络现代研究，除了前面提到的以朝鲜金凤汉为代表的形态学研究，还有1950年代在日本兴起的以检测"良导络"为代表的经络生物物理学研究，以及1980年代在法国开展的经脉同位素示踪研究和匈牙利的经脉线二氧化碳检测分析研究，等等。这些国外的工作不同程度刺激国内也随后开展了相应研究，并取得较国外同行更为明显的成绩。但需要指出的是，国内的研究缺少原创性、系统性、前瞻性，基本上属于适应性和跟随性的活动。在经络研究领域，有一个显而易见的矛盾：一方面，受西方还原论科学观的影响，对经络这样整体论色彩十分明显的课题有强烈抵触；另一方面，在外国学者进入该领域并取得一些开创性进展时，又感到自尊心受到伤害，本能地予以保护。因此1980年代之前的国内经络研究是不够全面，也不够深入的。真正有系统、有规模的经络研究，开始于科技部主导的"攀登计划"。首批攀登计划于1987年实施，历时五年。中国中医研究院针灸研究所孟竞璧教授担任首席科学家，经脉同位素示踪研究成为其中最瞩目的方向①。第二批计划1992年实施，福建省中医药研究院胡翔龙教授与中国中医研究院针灸研究所程莘农教授担任首席科学家，研究重点在于经脉生物物理学特征以及针灸效应机制方面。第三批计划1997年实施，中国中医研究院针灸研究所邓良月教授与中国医学科学院基础医学研究所谢益宽教授担任首席科学家，从神经

---

①孟竞璧、田嘉禾等.十四经脉显像探秘——卫行脉外小分子循经运输通道系统的研究.北京：中国科学技术出版社，1998：138～207.

机制探索经络功能成为代表性的研究方向①。三个五年计划，历时十五年，经络研究得以连续受到国家级基础研究重大项目的支持，取得一系列有意义的研究结果。2001年之后，攀登计划转化为973计划，经络研究项目因为未能在实体存在方面取得有显示度的成果，不再得到973项目支持。此后，以经络为名的较大科研项目几乎见不到了，相关研究更多的是以针灸原理或者针灸临床名目进行。从这种转变可以看出，人们对经络科学性的信心受到严重打击，开始从针灸机理的非经络解释以及临床应用的角度寻找新的出路。说来也巧，就在经络研究遭遇挫折的时候，"天地生人学术讲座"的骨干学者发表了"自然国学宣言"，提出两个重要观点：其一，中国文化体系中，不仅有一个人文传统（称为人文国学），还有一个科学传统（称为自然国学）；其二，中国文化中的科学传统以整体论为主流，与西方还原论科学恰成互补对应结构。正是在还原论视角看不到经络研究前途的时候，整体论视角却能发现经络研究已经取得成果的价值，并对其未来充满信心。虽然结构医学框架内的解剖学没有发现经络，但信息医学框架内的生物物理学却收获颇丰。

2. 生物物理学的成功

从这里看到了一个转折点，即以解剖学—生物化学为基础的医学向以信息学—生物物理学为基础的医学的转化。作为参照，可以从另外两个科学史上的例子找到启发：一个是由于光电效应的发现，经典物理学转向了量子物理学，另一个则是人类基因组计划的完成，促使分子生物学向系统生物学转化，它们的共性在于原来的模式不能解释新的现象。不论是经典物理学，还是分子生物学，均为还原论科学模式，遵循线性关系规律。但量子物理学与系统生物学则无法采用还原论继续工作，必须引进系统思想，在整体、动态、不离环境的条件下探索微观世界和生命领域的规律。西方医学近代以来沿着还原论之路不断进步，首先在

①资料汇编.经络的研究十年.北京：国家中医药管理局科技教育司，2001：89、251.

文艺复兴时期取得解剖学的重大进展，以后在此基础上，生理学、药理学、病原学、病理学一个个里程碑成就展现了西医发展的辉煌历程。而最新的成就便是生物化学，它几乎成为生物医学的核心，所有的机制都在这里找到最终答案。物极必反，任何事物都有自身不可抗拒的局限。还原论的以解剖学—生物化学为基础的现代西方医学在自己的体系内首先遇到困难。受阿波罗登月计划成功的激励，1971年，美国制定了雄心勃勃的旨在解决癌症防治问题的"癌症防治国家行动"计划，还通过了与之呼应的"癌症防治法案"。1990年代初，西方多国提出"人类基因组计划"以及"脑科学十年计划"。这些计划的提出在方法学上都是遵循还原论模式的，但事与愿违，它们的最初目标都没有实现。根本原因在于，癌症涉及生命演化问题，脑涉及智能调控问题，基因涉及信息网络问题，而这些问题都是复杂系统问题，需要整体论的观念和方法。与之前西方医学取得成就的维生素、抗生素、无菌术、麻醉术、输血术这些使西医腾飞的技术发展及其原理认识的突破不同，不能采用相同的线性思维模式解决，而必须通过非线性思维模式把握，但在西医领域这些观念与方法直到现在还不成熟。在中医学领域，攀登计划中的"经络研究"项目也是与上述西方生命科学计划相呼应的设计。虽然是中医学的研究内容，但这个项目的指导思想与西方的几个生命科学计划一样，都以还原论模式为基础。解剖学、生理学、生物化学方面的研究纷纷上马，希望找到经络的结构实体，解释清楚与经络有关的各个命题。但结果却是没有看到经络的实体模样，在经历了15年（攀登计划10年，再加上之前5年攻关计划）集中的大规模研究之后，"经络研究"以失败而告终。经络研究从此被视为畏途，人们不敢轻易再碰这个棘手的问题。为保险起见，相关研究以"针灸原理"的面目出现，给研究者预留了足够的逃避空间，也给异化开辟了道路。物极必反，还原论搞不定经络，那就让整体论试试吧。

太极图的阴阳规律在经络研究中也有了充分显示，即所谓阴中有阳，阳中有阴。非主流的信息—生物物理学的研究工作，虽然没有找到经络的实体结构，但发现了经络循行线上的声、光、热、电、磁信号，只是由于理念与方法的局限，还未能充分而精确地揭示出这些信号的生理与病理意义。经络生物物理学研究的基本问题始自"良导络"与"循经感传"现象的发现，日本学者在这方面表现出色，功不可没。1950年，中谷一雄首次使用电阻测量方法进行经络研究，发现了良导络，实际上也就是体表经脉循行线。同一年，长滨善夫发现第一例经络敏感人，使人们开始关注循经感传现象[1]。这两项工作分别确定了经络研究的新方法与新对象，因此为经络的生物物理学研究拉开了序幕。接着，从1970年代初到1980年代中期，中国学者在形态学研究未果的情况下，将注意力转向循经感传现象。通过大面积普查，发现一批具有显性循经感传特征的经络敏感人（0.8%），随后又发现了出现率较高的隐性循经感传现象（95%以上）。其中祝总骧的工作具有基础性，他通过阻抗与高振动声联合测量方法，证实十四条经脉线在人体的普遍存在以及与针灸图谱一致的稳定的定位规律。不仅如此，他还证明，实验动物与植物同样存在这样的低阻高振动声线。也就是说，经络是人体与动植物共有的生命现象[2]。也许，待认识深刻一些后，还能将这个判断拓展到微生物。这就改变了过去认为经络不是普遍存在的生命现象，仅仅见于部分经络敏感人的观念，也为古典经络系统的客观存在提供了强有力的现代科学实证依据。1970年，法国的J. Borsarello使用红外热成像方法检测经络体表循行线，发现有高能量带。1976年，美国学者将液晶热像摄影法用于经络研究，可以显示经脉线的位置[3]。1984年，匈牙利学者Eory应用二氧化碳测定仪检测经脉线上的二氧化碳含量，发现高于经脉线外的皮肤部位[4]。1980年，王品山、孙平生发现，压迫穴位可在其所属经脉线上记录到相应声信号。李志超、张维波从1990年至1996年，进行

①长滨善夫、丸山昌朗，承淡盦译.经络之研究.上海：千顷堂书局，1955：38.
②祝总骧、郝金凯.针灸经络生物物理学——中国第一大发明的科学验证.北京：北京出版社，1989：189~243.
③王本显编译.国外对经络问题的研究.北京：人民卫生出版社，1984：27、36.
④张维波.中医经络的科学探索.台北：启业书局，1999：103.

了经穴内外磁特性观察，发现健康人与患者经穴内外磁信号有差别，针刺前后经穴磁信号也有变化。20世纪70年代后期，严志强等人发现，人体经穴可发出"冷光"，波长为3800～4200Å。失血和死亡家兔的发光强度明显下降，而针刺得气后可增加发光强度，有感传者强度上升更明显。除了上述声、光、热、电、磁与二氧化碳特性的揭示，组织液流体运动特征也是一项重要的经络物理现象。张维波的工作具有代表性，他在流体力学原理以及国外学者组织渗透压测量技术的基础上，发现小型猪等实验动物经脉循行线下存在低流阻通道，生理状态下符合流体运行的达西定律。人工阻滞该通道，可引起相应脏器的病理变化。多年来，在世界范围内已经积累了丰富的经络生物物理学研究成果，它展现的是与西医生理学迥然有别的、非还原论图景的生命系统，正在对新的科学模式发出强烈呼唤[①]。

在中国哲学的体系中，有一个重要范畴叫做"形神合一"。它在中医学中的体现便是信息与结构的关系，或者说是关系本体与实体本体的关系。正是这个关系，可以让我们看清中西医的分野。西医和中医都存在这个关系，有无此关系并非中西医的差别，问题在于两者谁重谁轻。西医的本征是结构医学，虽然在它的体系中，也有信息内容，如时间生物学、心理行为学等，但它的结构内容占有压倒性优势，解剖形态学十分完整严谨，而信息相关的部分则相对薄弱、分散、不成体系，是一个以形统神的知识体系。中医则相反，关于神，或者信息的部分，系统、完整、独具特色，而形的内容则不够成熟。在中医学体系中，经络是关于信息，或者说与神关系最为密切的核心概念之一。采用结构化实证的技术进行经络研究，无异狗喂猫粮，自然不会有所收获。而在不经意间通过信息化实证的技术却有不菲的成绩。西医惯用且管用的解剖—生物化学分析方法是典型的结构化实证技术，对解决西医结构命题是行之有效的，但对于经络这样的信息本体问题便明显不适用了。而信息—生物

---

①张维波.经络是什么.北京：中国科学技术出版社，1997：74、139、141.

物理学方法在西医领域显然尚处于边缘化地位，但对经络研究则是宝贝儿。选择何种方法实际上反映了对研究对象本质特征的理解，方法选择适当，说明对研究对象的认识正确。而方法不当，便是认识有误，沿着此路自然劳而无功。经络研究的得与失，已经给我们提供了丰富而深刻的启示，不是我们不愿干，而是我们走错了路。不是经络不存在，而是我们还没有看清它的真面目。在以往采用传统中医、现代西医研究中医经络问题的队伍之外，正在兴起一个以中医工程为特征，主张中医现代化，强调多学科跨界合作的新学派①。它虽然年轻，但前途不可限量。

3. 两个医学体系碰撞的前沿

中西医的碰撞已有百年之久，为什么会碰撞？原因有二：第一是认识不同，第二是利益竞争。常言道相似者相容，中西医的差异性实在是太明显了，让两者相容难度之大是可想而知的。首先，一个东方，一个西方，文化观念相距甚远。其次，一个现代，一个传统，行为审美与技术规范也大相径庭。东方医学的认知和价值特征是整体论，强调天人合一、实践优位，注重环境与心理因素的影响。而西方医学的认知和价值特征则是还原论，注重天人相分、理念优位，倾向于将环境与心理影响尽可能排除出去。而现代化了的西方医学因为能够有效地实证与量化分析，因此易于实现规范化、规模化和标准化运作，结果在市场方面优势明显。依然处于传统医学状态的中医学，因为长期以来未能成功按照自身本征发展起来相应的信息化实证与量化方法，故迟迟不能步入现代化科学之林。更为糟糕的是，中医为了应对现代社会的需求，被迫采用西医的结构医学实证与量化方法解读自身，因为彼此不通约，结果不仅没有实现获得社会接受的目的，而且还在理论上使自己陷入困扰与自我肢解的意外境地，这便是人们常说的中医异化或者说中医的西医化。之所以出现这个问题，是因为认识不全面，只看到了中西医的传统与现代

---

① 李志超、祝总骧. 千古之谜——经络物理研究. 成都：四川教育出版社，1988：序3～13.

之别，未明了中西医的东方西方之异。除了认识因素，利益竞争也是导致两个医学体系碰撞的不可无视的重要原因。医学不仅是知识，也是生意。有生意就会有竞争，但在现代社会，知识是力量，是竞争实力的基石。因此，说到底，认识还是问题的关键。

开始时，人们只看到医学都是解除病痛的科学，目标一致；而且研究的对象都是人体，那么便想当然地认为不同医学体系的方法自然也能通用，这就是中医西医化的认识基础。随着不断实践，发现两个医学体系的方法也不能无条件地通用，原因在于两者的视角不同，看到的对象实际上不同，方法自然就不能混同。视角、对象、方法需要严格一致，否则便会出现混乱，这是一条自然铁则。同样是人体，西医视角是结构，看到的便是人体实体形态一面，采用的方法则是与之相应的线性因果分析法。中医的视角是信息，看到的便是人体功能状态一面，采用的方法则是与之相应的非线性综合体验法。可见，两个医学体系都不能平衡地使用两个视角观察对象，而是各有一偏。就像人体一样，虽说都有两只手，但力量不能均衡，不是左撇子，就是右撇子，这也是自然规律，也许可以称之为"系统的非平衡律"。

历史的事实也是如此，西医在结构—功能模式里取得辉煌成就，但在涉及信息问题时，便显得捉襟见肘，步履维艰。中医学则相反，信息方面高歌猛进，经络学说的超前成熟便是明证，但在结构认识方面，却显得凌乱和模糊。正因为两个医学体系各自短长不同，因此不同时期的命运也各异。自从牛顿的经典力学与瓦特的蒸汽机开辟机械时代以来，西医便一直得风气之先，在世界一体化之前，它便飞速发展。而在西学东渐之后，它也横扫一切东方医学，成为一家独大的主流医学。这个势头一直保持到1979年WHO宣布已经采用疫苗接种法在世界范围内消灭了脊髓灰质炎。20世纪70年代是分水岭，西医进入减速期，而中医开始加速，其中有几个标志性事件。一个是针灸在西方开始被接受，并在经历波折之后，呈现持续发展的势头。与此同时，中医中药也在中国以"一根针一把草"的赤脚医生模式在全国广大地区空前普及，并有效地以低成本保障了数亿贫困人口的身体健康。另一件事则是美国"癌症防治国家行动计划"的失败，这是西医自维生素缺乏症药物补充、传染病防治、外科发展等领域取得骄人成绩之后的首次医学挫折。随后西方多国于1990年代发起的"人类基因组计划"与"脑科学十年计划"也陆续败北，没有取得预期效果。与此形成明显反差的是，中国的"经络实质研究"计划却取得似非而是的不菲成绩，让世人看到了中医现代化的曙光以及世界医学的乐观前景。值得特别说明的是，不论是医疗实践，还是科学前沿探索，不论是西方，还是中国，"针灸"以及与其关系极为密切的"经络"都十分抢眼地成为不可忽视的科学明星。

二、经络的功能

对经络的实质研究要回答的问题首先是经络存在否，然后才是其存在与行为的方式。与西医早年从解剖学开始探索人体奥秘的路径不同，经络研究走的是从功能反过来寻找结构基础的道路。因此两者的研究逻辑不同，问题也就不同。解剖学研究的逻辑是先确定结构，然后去找它的功能，问题是"它有什么用"，而经络研究的逻辑则是先确定功能，然后去找它的结构，问题是"它是如何工作的"？两者路径完全相反，解剖学研究与临床可以有所分离，但经络研究却完全无法离开临床实践，因为经络的功能是需要通过针灸的效果来确定的，一旦针灸效果不能确定，那么你看到的东西是否经络，也就打上了大大的问号。经络研究的路径是否会永远这样？那也未必。这主要因为经络研究尚处于初级阶段，在以结构化实证为主流的还原论现代大科学语境中，经络还未被公认。另一方面，传统经络知识主要是通过针灸实践获得，并得以保留与传承，还没有发展出独立于临床的基础研究方法。这个方法一旦得到，其研究方略便可有所改变，独立的研究也就有了基础。

1. 经络脏腑相关

针灸的效果是通过它调节身体内外的机能来体现的，其中最重要的机理是经络脏腑相关。针刺或热灸体表的某些特定穴位，能够对相应的脏腑功能予以改变，使之由紊乱恢复有序，这就是针灸的基本原理。古往今来，经络的存在就是这样证明的，而针灸的机理也通过经络的存在予以说明。如果再省事一些，甚至连经络也不必提，只说针灸是通过"调气儿"来治疗疾病的，人们也不会有异议。在传统中国文化的语境中，经络可以不必细究，上述知识也就足够。但在西方现代文化的语境中，经络因为太过另类，与西医反差极强，人们势必需要一探究竟，以解除难以除掉的疑虑。在中医学的基本生理学概念中，除了"经络"，基本上都与西医有着共同称谓，最为典型的便是五脏六腑、气血津液，至于四肢百骸、五官七窍也基本上无甚差别。但正是这种表面的相同掩盖了内在的不同，让人们在两个医学体系相处的各个环节都苦不堪言，可谓剪不断、理还乱。实际上只要把握西医是结构医学，中医是信息医学这个根本差别，上述混乱便会烟消云散。这些概念都是人体的存在内容，但都有虚实两面。虚者为信息，实者为结构。不论中西医在看待人体的时候，都是虚实兼顾的，只是西医的结构知识完备，善于通过结构统摄信息，再把握功能；而中医则信息知识完备，善于通过信息统摄结构，再把握功能。它们走的是不同路径，其原因在于东西方的文化差异，东方倾向于整体论，喜虚；而西方倾向于还原论，喜实。这是人类学差别，是深层次的差别，与社会学意义的变化无关。西医现代化一定是实的结构化实证基础上的现代化，而中医现代化也一定是虚的信息化实证基础上的现代化。

为了避免两个医学体系的混淆，从最具独特性的"经络"入手看来最为合理。经络最大的特点便是不像其他概念那样，需要作出虚实判断，得交代清楚，你说的是中医的心，还是西医的心，是中医的气，还是西医的气。因为只有中医才有经络，西医无此说法，这就从一开始便回避了恼人的混乱。经络还有另一个好处，它不仅能够避免中西医相混，还能建立实证的根基。如果说中医的脏腑是功能性的虚的信息概念，那么它们的边界便无法确定，这就从根本上排除了实证检测的可能性。如果按照解剖学的脏器进行检测，其结果便是西医的，而无法用来说明中医的命题，勉强为之，便在不知不觉中异化。长期以来的中医西化模式就是这样做的，结果已经证明是一条错路，不仅无益，而且十分有害。针灸实践只是说明了针灸经络能够影响脏腑状态，但对经络的具体工作机制并未深刻揭示。这就埋下了怀疑和否定针灸价值的伏笔，必须通过令人信服的实证性研究工作，才能从根本上让针灸医术根基牢固，同时为中医的科学性提供强有力的可靠证明。一个简单的方法就是首先确定经络的定位，然后通过实证检测，找到经络与相应脏腑之间的相关性，这个问题就可得到最基本的回答。

　　笔者按照祝总骧的经络定位法，在小鼠躯干部找到肝、脾、肾三经，在麻醉状态下，暴露肝、脾、肾三脏，然后分别检测三经与三脏之间的相关系数，结果发现：①三经与三脏之间彼此呈现网络化的交叉相关性；②本经与本脏之间的相关系数具有遗传稳定性；③本经与非本脏之间的相关系数可以高于本脏，而且变异范围很大，很不稳定[①]。这个实验的积极意义在于，它克服了通过针灸间接了解经络脏腑相关的局限性，而是通过信息化检测，直接说明经络脏腑相关规律的存在，具有更强的论证性。但它的局限性也是显而易见的，经络的具体工作机制还是无法从中看出。这涉及另一个重要的命题，即经络气血运行。

2.经络气血运行

　　最简明的经络定义是："气血运行的通道。"要通过这个定义认识经络，就必须先明白什么是气血。在中医学不同语境中，关于气血的

————————
①马晓彤等.经络脏腑系统相关联系的定位、定性、定量研究.复杂系统与复杂性科学.2004（1）：58~67.

表述有多种，如果透过表象，进行较为超越一些的本质概括，可以将
"气"称为兴奋性生命力，而将"血"称为抑制性生命力。两者相互依
存，相互影响，维护机体的平衡。对这一点最有典型意义的说法是"气
为血之帅，血为气之母"。气是血的统帅，自然属于兴奋性的领导力
量，它的使命是激发部下的活力；而血是气的母亲，自然是抑制性的滋
养力量，它的使命则是不让儿子过分淘气。如果从系统学的视角看待中
医，可将气和血视为机体的两个序参量，它们是一个对子，作用力大小
相等、方向相反。至于何为中医的气和血，也不能结构化理解，只能信
息化理解，甚至还必须抽象理解才更合适。笔者曾经为找到指称气血的
可测量指标，费了一番周折，最终认识到，气血必须符合神似的原则，
而形似则大可不必，否则难以下手。这就从根本上为自己解放了思想，
跳出了西医结构化思维的窠臼，直奔中医的精神实质。只要能反映机体
兴奋与抑制关系的指标都可以指称气血，这样想来，脑是最合适的选
择，同时还要与经络联系起来[①]。

　　钟新淮提出"经络口理论"，为他发明的经络口电冲击诊疗法奠定
了理论基础[②]。他认为经络是电路网络，气血信息以经络系统中的电流
为载体，发挥调节作用。这个系统的主干是经脉，然后分支为络，再逐
级分支，末梢开口于体表，称为经络口。经络口是一个反映体内状态的
信息窗口，如果气血平衡，经络阻抗平稳，经络口便无病理信息可以检
出；一旦气血平衡打破，特定失衡区域的经络口便可测得变阻现象，而
且不同的异常状态可以表现出不同的变阻反应。根据这些反应，就能够
做出相应的辨证，为治疗提供指导。虽说经络运行的气血信息不能单纯
以电流为载体，还会有多种载体同时发挥作用，但电流由于容易检测与
分析，可以作为优先考虑的载体应用。尽管一种载体不能全面说明气血
运行的状态，但也能一叶知秋，做出近似的判断。刻画一条河的状态可

---

①天津和德脑与教育研发中心.脑像图技术与幼教创新.北京：光明日报出版社，2010：3.
②钟新淮.经络口电信息诊疗学.深圳：经络口电信息诊疗技术研究会，1995：7～15.

以用无数指标，包括物理的、化学的、生物的、流体力学的等等。但在实际工作中，只要运用少数几个主要的水文参数，像流速、流量、含沙量、浮游生物量便可以了。这种既能反映河流情况，也较为经济的方法才是能够推广实用之法。经络的电信息检测分析方法之所以较为常用，也是这个道理。

上述经络口检测方法提供了认识机体局部气血失衡的工具，具有一定的实用价值与理论意义。但有时还需要了解全身的总体气血平衡情况，这就用得上王德堃发明的"脑像图技术"。她将脑电图检测信息通过混沌动力学与计算机图像技术处理，得到更为丰富的脑信息，可用以判断人的个性与健康状态信息特征。其中对兴奋与抑制的相对总体平衡的状态判断，便可以指称气血平衡的总态势。如果将气血运行的局部状态与总体状态结合起来，就能对机体的总面貌做出更为精准的概括说明。这对于临床诊断以及心理咨询都十分有用，对中医理论研究也价值不菲。

3. 药物归经

药物归经不仅是中药学的重要特性，也是经络的基本属性之一。其中的基本原理在于，脏腑的固有频率不同，分为五音六律，通过经络脏腑相关机制，对应体表经脉线的三阴三阳，使这些经脉线也表现为与内在脏腑相应的频率特征。正常状态下，食物可以根据同声相应，同气相求的规律各入与其相应的经脉，并进而入脏腑，对机体产生调控作用。而在异常状态，脏腑经脉的频率也会异常，简单说便是出偏。此时需要用药治疗，机制不再是食物作用那样的同声相应，同气相求，而是具有药物作用特征的以偏纠偏，以毒攻毒了。在这方面，王唯工做了大量研究工作，他用共振说解释经络脏腑的频率及其相互作用机制，认为经络是由基频再演变出高频谐波的。通过实验测量，发现主动脉共振频率即第1谐波，该波传到肝，成为肝的频率；以后依次形成第2波肾，第3波脾，第4波肺，第5波胃，第6波胆，第7波膀胱，第8波大肠，第9波三焦

（覆盖全身），第10波小肠，第11波是否为心仍存疑。因为仪器测量到第11谐波时能量太小，不能确定。从上述结果看，能量从肝到小肠依次降低，低频高能量，高频低能量，脏高能量，腑低能量[1]。这个实验意义重大，不论还有什么不完善之处，它明确了两件事：不同经络频率不同；不同经络能级不同。这一点对于理解食物与药物的差异化归经，大有助益。

药物归经的第二个功能是产生放大增效作用，刘祖舜的工作可谓别开生面。他通过药理与毒理实验发现，经络能够使药效与毒力作用放大[2]。其他一些相关研究工作也证实，经络给药可以出现相对于静脉给药的高效、速效、合效、循经、特异等现象，丰富了药理学的内容，也对药物归经原理做出了新的实证注释。传统疗法中就有透皮给药、穴位贴服、穴位注射等药物治疗方法。目前看来，不仅合理，而且前景广阔。对药物归经的理论以及应用研究都还不够深入，这里可以发展出一个经络学说与药性理论相结合的研究领域，它可能成为跨越传统与现代、中医与西医、医学与药学的知识生发点。

在生态文明日益成为主流意识的当今，资源节省与环境保护被提上了议事日程，人们的重视程度也与日俱增。中药领域就存在两个难以解决的问题：一个是资源依赖，难以可持续发展；另一个是药渣大量积累，难以有效清除。从药物归经的视角，可以考虑采用两个方法促进问题的解决，一个是通过纳米技术的超微粉化，充分利用中药材；另一个是提供经络给药制剂，提高药物效用。两者合一，可以减量增效，从根本上解决问题，至少能够缓解压力。

---

[1] 王唯工.气的乐章.北京：中国人民大学出版社，2006：48～51.
[2] 邵政一.穴位药效反应的特点及机理探索.上海针灸杂志.2003（11）：34～35.

三、经络与神经、血管以及组织间隙的联系

对传统广义经络的认识，人们并不在意注重的是整体体验以及实践效用。当然在古代的认识与技术条件下，也不可能在意它的结构实体。但不可否认的是，实体也是经络概念形成不可缺少的基础之一。与现代系统解剖学建立的西医结构形态学不同，经络认识并无严格、完整的解剖学观察基础，只是积累了一些片段的、零星的，既有人体，也有动物的伤体或尸体研究结果。再加上气功态的感悟以及个别具有特殊感知能力者的综合体验，还有理论家的提炼与概括，才最终形成完整的经络理论。而与之关系密切的腧穴系统，除了理论预设和内视求证外，更多还是借助于针灸实践的摸索和积累，经过曲折过程而得以建构完成。但在现代知识环境里，传统的理解已经不能满足需要，得有新说法。说法之一，经络存在的真实性；说法之二，经络的生理机制是什么。其实根源就一个，现在坐庄的西医没有发现经络，更不理解经络，而中医偏说有经络，而且还很重要，那就必须交代清楚，否则不予认账。科学认识是此一时、彼一时的。古代中医坐庄时，经络不是问题。而现在轮到西医坐庄，经络成为问题，你就得有说法。这一点对中医是有点儿委屈，但应该给予宽容的理解。要认识到西医的出发点并不错，科学以求真为本，要有一个信念，只要是真的，一定能够提供一个有说服力的解释。西方科学史就是在没见过和不理解的新事物不断挑战旧理论的过程中发展的。经络研究的突破不仅能够为中医自身的科学性做出强有力的说明，而且可能改变科学发展的历程。因此，对中医界来说，不仅不应该对此抱怨，而更应感谢命运提供的重大创造机遇。

1. 三位一体的组织间隙

笔者从传统广义经络"网络""脉动"与"循环"这三个本质特征出发，试图对经络是什么这个基本问题予以说明。首先面对的是两个极为棘手的问题：一个是"表与里"，另一个是"无与有"。经脉体表循

行线能够通过阻抗与高振动声联合方法，进行精确的信息化二维定位，但皮下深层的三维实体组织结构却无法明确辨识。这里的第一个疑问是，体表的信息网络为何找不到体内对应的实体网络？紧跟着第二个疑问则是，信息的载体在哪里，信息的"无"与载体的"有"之间为何脱离了联系？按照还原论的线性思维模式无法理解这样的问题，但采用整体论的非线性思维模式就不难理解这些问题。

当还原论走到极致时，整体论便要登场了。人类基因组计划把全部基因序列解读完毕的时候，并没有像预期的那样，一切疾病的原因都跃然眼前，各种生命之谜自然解开。到此还原论走到了尽头，生命科学出现了整体论转向，以各种组学为特征的后基因组计划开始出现在人们的视野里。无独有偶，经络的现代研究也出现了相同的情形。按照还原论的实证原则，体表的经脉线一定是体内某一条实体结构的信息投影，那个实体自然是体表经脉线的物质基础，这里存在1对1的线性关系。而信息也是不可能与载体分离的，只有载体才能让信息有所依存，信息独立存在是不可思议的。既然还原论解释不了这些实实在在的现象，那就从整体论视角来看，这些现象并不难理解。首先，体表经脉循行线不是一个实体的1对1投影，而是多个实体的多对1投影。其次，体表检测到的信息不是直接从单一载体上获得的，而是多重载体非线性相互作用后，经过综合集成涌现出来的。这是一个不一样的生命图景，不换思维模式，是无法继续前行的。

能够这样认识问题，就会感到柳暗花明又一村。在整体论的世界里，关键词有三个：系统、信息、非线性。所谓系统，基本含义是有边界；信息，则是非实体的虚空及其流动性；非线性，基本意思是多元并存，你中有我，我中有你。如同一条胡同，它以一系列宅院的外墙为自己的边界，因此有了系统性；因为具有明显的虚空以及与之相应的流动性，而具备了信息特性；由于每条胡同都会与其他胡同交叉或移行，自然出现非线性。以此类推，符合同样条件的机体结构只有一个，那就是"间隙"。这个间隙是广义的，包括细胞间隙、组织间隙、器官间隙、机体与环境之间的间隙（体表）。不难看出，间隙与边界实际上是等价的，同时间隙是分层次的，而且不同层次的间隙内存在不同的介质。细胞间隙的介质是组织液；组织间隙的介质是组织液、小血管、小神经、疏松结缔组织；器官间隙的介质是组织液、大血管、大神经、致密结缔组织；机体与环境间隙的介质是皮肤，而皮肤则具有比任何器官都要复杂多样的组织结构。可见，间隙是比实体组织特殊的结构，也是机体由里到外得以通联的结构，主要包括血管、神经、间质（组织液和结缔组织，这两者也可称为狭义的组织间隙）。

2. 机体的信息化统一机制

传统广义经络所说的三个特征"网络""脉动"与"循环"，在间隙里均有体现。其中心血管系统最典型，它是包括心脏、大血管、小血管、毛细血管在内的全身性网络，既循环，又脉动。其次是神经，它包括中枢神经（脑、脊髓）与外周神经（感觉神经、运动神经、植物神经），也是全身性的网络，与血管密切伴行，无处不在。神经的脉动性与血管不同，血管的脉动形式是机械性的，而神经的脉动形式则是电脉冲与递质释放结合性的。至于神经的循环性与血管的差异性更大，表现形式是反射弧。三者中最复杂难辨的是间质，其中的组织液与结缔组织散在成网，遍布全身，没有典型的形态。但其本质也是一张大网，并与血管、神经密不可分。表面看，血管的脉动直接影响到周围的间质运动，也许这些间质本身也有自发的脉动之源。通常我们认为，心血管系统中，心脏是动力之源，血管只是被动响应。但现在看来，血管并非简单的乘客，同时也是帮助心脏这个司机推车的推手。同样道理，间质也非血管脉动的简单响应者，它们也应该是能够发力的推手，共同构成机体的脉动之力，这样才符合系统的协同原则。循环性主要表现在组织液的洋流性纵向运动以及与血管之间横向的交换两个方面。结缔组织的循环性无法直接体现，它的循环性是通过调节与影响组织液的循环来实现的，因此不能把组织液与结缔组织分开，而应视为一个功能整体。

在已经面世，并有一定影响的各种关于经络实质的假说中，大部分都与这个间隙有关。概括起来分为神经说、血管说、组织液说和结缔组织说。提出这些假说的学者都自觉或不自觉地把握了网络、脉动、循环三要素，但各自选择了间隙中某一个系统来考察，而弃其他系统于不顾。对从其他视角进行研究的方向，也基本上不予理会。这主要受到还原论思维模式的影响，因为人们无法想象经脉体表循行线能够与多个深层的身体系统发生关系，只有将经络的物质基础落实到一个单一系统上，方才感觉踏实，才认为把研究工作做到家了。实际上，多年来经络研究难以深入的症结就在这里，不在技术，不在资金，而在于观念的局限。一旦观念改变，便会海阔天空，一马平川。这里需要进行一次哥白尼式的思想转换，从"地心说"变为"日心说"，从还原论变为整体论，从1对1变为1对多，从实对实变为虚对实。如何实现转变？只要沿着上面提到的哥白尼转换思路的模式，与近代天文学的突破做一个类比，就会受到震撼性的启发。当时著名天文学家第谷穷其一生精力，积累了非常丰富的天象观测资料，但由于受到主流地心说的束缚，无法从中解读出现象背后的规律。而他的学生开普勒接受哥白尼的日心说，用新的视角重新审视老师留下的第一手宝贵资料，结果一个崭新的世界呈现在他的眼前，太阳系行星运动三定律就这样被发现了。此后的天文学可谓凯歌高奏，伽利略、牛顿一举突破重围，以天文学为突破口，奠定了物理学，甚至可以说是整个现代科学的基石。经络研究的情况何其相似，尽管积累了丰富的实验资料，但由于受到还原论思维模式的限制，无法从中解读出生命的规律，花费十五年巨大人力、物力的经络实质研究计划被认为是一次失败的经历。而许多基于系统和信息观念与技术的重要发现，也被忽略不计。直到今天，经络研究依然处于徘徊、迷惘之中。

路在何方？无非三个选择：放弃经络研究，消解这个命题；沿着还原论的老路，硬着头皮继续往下走；改弦更张，探索一条整体论的现代研究之路。经络是中医学的核心概念之一，如果放弃，势必导致中医学体系的崩溃。在还原论的道路上，经络研究者已经吃尽了苦头，几十年过去了，几代人宝贵的生命时光投入了，结果收获寥寥，如果非理性地继续坚持，只会输得更惨。只有最后一条路尚有希望。面对未来，它符合复杂性科学发展的大方向。有思路，就有出路。经络研究的出路就在间隙，在信息，在多元融合、非线性作用基础上的涌现。如果说，还原论的现代西方医学是以解剖学为基础的结构化统一的结果，那么整体论的现代中医学则将是以系统学为基础的信息化统一的结果，而经络便是实现这个统一的突破口。首先要做的是把血管、神经、组织液、结缔组织联系起来，整体看待，考察彼此之间的横向信息调控机制，从综合集成的视角形成综合的经络新概念。然后再将这个广义的、信息化的间隙与体表的经脉循行线，以及深层的组织、细胞联系起来，形成完整的生命信息系统。

3. 从体表到细胞表面的信息联通

西医在研究人体的过程中，对上下、前后、左右这些空间关系是十分重视的。体现在解剖学上，便是对纵向系统的强调，而对不同系统间横向关系的认识则是较为粗浅的。中医则相反，对纵向系统的关注远不如对不同系统之间横向关系的重视，典型表现就是重"表里"。其深层的内涵则是"时间优位"和"信息统摄"。所谓时间优位是指中医在机体整体行为的某一时间截面或时段里，更为重视不同部分之间发生的事件总和，可以说就是常态的"候"（气候），与病态的"证"（证候），而不会像西医那样孤立考察某一部分的功能运作过程。而信息统摄则是强调信息为本、结构为末的主张，也就是同一信息可以有不同载体，生命信息不受结构限制，可以跨结构穿越与调控。这里涉及中医界的一个重大问题"证候"，它与"经络"和"药性"被视为中医现代研究的三个最瞩目的问题。如果将三者列入一个系统，经络代表着生理范畴，证候代表着病理范畴，药性代表着药理范畴，而且都是十分有中医味道的概念。如果从这里开启中医的研究之门，而且方法得当，前景还是不错的。但遗憾的是，这些年三者的研究总体上走的是一条路线，都是在西医理论框架中认识这些问题，到头来原地打转儿，走不出迷宫。实际上它们是同构性的问题，都是可以放在传统中医理论框架内理解的。就像第一章讨论的传统广义经络那样，证候也是信息化概念，不能放在西医结构化实证背景中考察，否则必然异化。一旦异化便身不由己地走进死胡同。证候最简单，也是最本质的含义，就是用信息表述的身体异常状态。它可以认为是中医信息病理学的核心概念，必须将各种机制落实到以经络、脏腑、气血为基础的信息生理学基础上才能明辨，而决不能采用细胞、分子的西医生理学进行说明，否则到头来不仅传统中医用不上，西医也用不上，最终会十分尴尬地沦为一场既未带来新知，也未增强效用的游戏。药性与证候一样，可视为中医信息药理学的核心概念。一方面它的药物学内容要落实在药物的信息属性上，而不是西药那样的物质成分属性上。另一方面，它的药理学内容则要在以经络和证候为代表的中医信息医学框架内说明。这样一来，一个完整的符合信息医学本征的现代中医学体系就出现了。

经脉循行线位于体表，而透过皮肤就看不到它的踪影了，可见皮肤是一个十分关键的特殊结构。在西医眼里，皮肤没有什么非常之处，也就是一张身体的包装纸而已，顶多加上一些诸如触压觉、痛温觉之类的感觉功能罢了。但在中医眼里，皮肤却不同寻常，它是机体与环境的界面，是信息交换的重要平台。首先人体是环境之子，自然要受到环境的调控，然后它又是进化的产物，对环境具有反作用。皮肤在这里担当了两种调控力量的中介，调节机体适应与创造之间的平衡。这种调节是通过信息的传输与处理机制实现的。外界信息从皮肤上的经络口进入体内，沿着组织间隙不断深入，直达细胞间隙，并对细胞进行调控。反过来，细胞信息通过细胞膜而入细胞间隙的组织液中，然后兵分两路，一路纵向沿着组织间隙流动，一路横向进入毛细血管加入血液循环。经过一系列复杂多样的非线性相互作用，体内信息通过层层间隙传输到体表，并与环境进行交换。信息在间隙里的一进一出，完成了机体内外重要的信息交换，也就是实现了表里的平衡。从目前积累的生命信息知识来看，机体有三套信息调控系统，两套有形，一套无形。有形者之一是神经系统，它从中枢到周围发放指令，然后从末梢将反馈信息传输回中枢，保持机体的高下层次秩序（气化）。有形者之二是血管系统，它从局部到整体发放指令，将每一个局部的信息告知全身各部，实现全身协调联动（运化）。无形者是狭义的间隙（不包括血管、神经），将内外信息双向传输与调控，达到内外环境之间的综合平衡（疏泄）。广义的传统经络功能包括上述三个方面的信息传输与调控，而狭义的现代经络功能则指间隙内各系统之间的信息横向传输与调控，这一点需要严格区分，以免混乱。不论是何种理解，也不管其中的具体机制如何，经络运行的都是气血，这就是高度概括的生命信息的总称。也可以将气用阳概括，血用阴概括。只是阴阳不仅仅用来概括指称气血，还有多方面的概括指称功能。经络总的功能就是保证气血数量充足、分布均匀、比例平衡。也就是说，能够使得身体各部增殖、修复与分化、调配这两个对应的功能彼此协调，前者属性积极进取，可归之于气，后者则保守持重，可归之于血。若增殖过度，分化不足，身体就会出现肿瘤这样的返祖性反应，进行反抗。反之，增殖不足，分化过度，身体则会出现早老性退行改变，以此予以调整。不论出现何种偏颇，都可以归之于经络调控机制紊乱以致气血失衡，需要通过调节经络以使之恢复常态。

如此看来，关于经络的研究，需要作出战略性方向调整。第一，将它与针灸分离，不能将经络研究依附于针灸，仅仅作为针灸原理说明的基础。而应该将其作为中医理论体系的核心概念，深挖内涵，拓宽外延。第二，坚守体表经脉循行线的定位，在信息化实证测量的基础上，发现规律，并且积极应用，在诊疗功能上下足功夫。第三，以经脉体表循行线为基础，信息化联系中医固有概念，形成基于实证的理论框架。第四，与复杂性科学联姻，形成信息医学的体系，并在这个体系的背景下尽可能把经络与西医信息概念对接。第五，以复杂性科学为桥梁，渐进性地与西医进行形神合一的整合，并在这个过程中，细化对整体性的体表经脉循行线与深层不同有形结构之间关系的认识。总而言之，不能孤立看待经络，或者在传统中医学体系的框架内广义地理解经络（如第一章讨论的那样），或者在现代化了的信息医学框架内狭义认识经络，唯独不能在西医框架内探索经络。因为，西医学是与中医学不通约的，在那里经络没有容身之地，它不需要经络，更不可能有助于经络的研究。当然了，经络也无助于它。只有通过复杂性科学的模式完成中医现代化之后，经络的价值才能被西医所理解，两个医学体系的真正互动与融合才可能起步。从本质上讲，经络的理论意义远远大于实践意义。没有经络，中医理论体系将不可能维系。而对于针灸来说，有没有经络影响倒不大。在海外，已经蓬勃发展起来的西方针灸学正方兴未艾，势头直逼中医针灸学。对此应该释然，针灸只是技能，对其原理如何解释实际上真无所谓，中医可以用经络理论解释，西医也可以用神经生理学解释。从应用角度讲，两种理论可以视为等价，只要疗效肯定，就足够了。笔者深信总有一天，针灸会退出历史舞台，但只要还有生命在，经络就不会消失。

第三章

从经络看中医学的
整体论科学特征

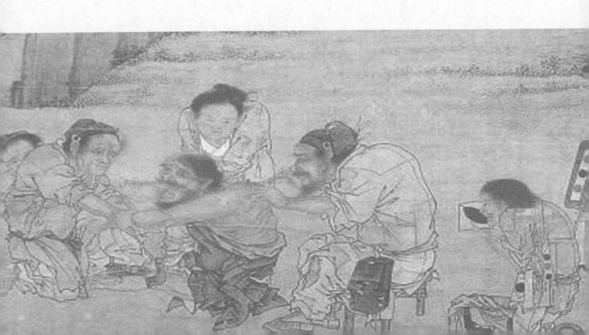

经络是中医学独有的概念，而且还是核心概念，要认识清楚中医的真面目，就不能绕过它。换一个视角也可以这样理解，一旦把握住了经络，也就抓住了中医的精神实质，这是一个事半功倍的选择。前面两章分别从传统和现代的不同视角对经络做了一番介绍，而这一章的任务是给经络放置一个中医学背景，看看它在整个中医学体系中的模样如何。下一章则把经络与中医学放在现代科学的大背景中予以说明，以便更准确地认识其当下价值与未来前景。中医是整体论科学，与还原论科学不同的是，它特别强调系统、信息和非线性，最大的特点就是非线性的普遍存在。经络是一个范畴，而非一个单一的概念，可以说是一个联系密切的概念群，包括经脉、络脉、经气、血脉、经水等。为了说明问题的方便，下面将整个经络范畴用一个词，即"经络"代替，基本含义就是"运行气血的通道"。因为非线性特征的存在，在说明经络含义的时候，不能完全独立进行，还必须与其他诸如脏腑、气血这样的生理学概念联系起来，否则无法交代清楚。还需要与阴阳、五行、运气这样的象数概念以及虚、瘀、毒这样的病理概念有所贯通，只有在你中有我、我中有你的概念之网中，才能准确地理解其中的每一个概念，包括经络本身。

一、中医学的观念与方法

要认识经络，就得先理解中医学，不能脱离这个母体，否则很容易误解。而在以还原论科学为主流的大科学环境中认识中医学，还必须首先明确它与众不同的整体论特征，否则也寸步难行，举步便错。历史的经验表明，从方法论入手是找到一门学科入口的有效办法。因为任何学科能否成体系地确立，其标志就是看它有无独立的方法论，有者立，无者不立。因此这些学科的主要特征也就自然体现在它们的方法论之中了。中医学的方法论可以从视角、对象和方法三个方面予以说明，必要时会与西医进行适当的比较，同时也会密切联系经络认识的实际情况。笔者长期以来在中医方法论方面进行了较为系统的探索，从视角、对象、方法三个方面进行了综合集成，提出分别反映这些不同方面特征的信息本体论、整体生成论与综合体验论[1]。这就为中医学的现代理解提供了一个取景框，不至于被纷乱的景象所迷惑，能够较为清晰地形成一个中医学的系统轮廓。本章基本上是用这样一个取景框来观察经络的，效果如何，还望读者诸君品评短长。

1. 信息本体论：中医学的研究视角

中医学是一个知识体系，主要功能包括认识与干预两个方面，其中方法论的核心是认知模式。面对一个认识对象，人们的视角不同，看到的东西也就有所不同。选择什么样的视角，取决于认识主体的世界观。西医认为世界的本质是实体，那么它就会从结构的视角观察人体，通过结构理解功能。而中医则认为实体是外在的表象，只有内在的关系才是事物更为根本的存在方式，因此它选择的视角便是体现事物关系的信息。正是因为视角的差异，中西医各自的发展历程迥然有别。西医的系统建设以解剖学的充分发展为基础，从17世纪的人体解剖学，直到20世纪的细胞与分子生物学，形成不同层次、不同形式的解剖学知识体系，为其生理学、病理学、药理学、诊断学和治疗学提供了坚实的理论根基。而中医学则在2000年前，便以经络这一最能体现信息属性的知识范畴为基础，形成了技术性很强的、以《黄帝内经》为代表的整个中医学理论框架。如果没有解剖学，西医的知识体系便失去了支撑。而如果没有经络理论，中医学的各个知识范畴之间的关系也难以明了，无法形

---

① 马晓彤.中医理论的基本观念与方法.中国中医基础医学杂志.2008（增刊）：26~28.

成一个有机整体，只能以条块性的、偏向哲理的、技术性弱化的样式存在，那么我们今天就不可能看到一个完整、稳定、科学的中医学知识系统了。

将西医认识视角概括为结构本体论，把中医学认识视角概括为信息本体论，并不意味着两个医学体系的认知模式是绝对不同的。实际上西医也有从信息视角认识的领域，如时间生物学、心理学、精神病学等；而中医学也有从结构视角认识的领域，如《黄帝内经》中大量存在的形体构造知识、骨伤疮疡学、戾气说等。但西医的结构本体论是主流，通过结构视角获得的知识更丰富、更完整、更有利于建构内部逻辑自洽的知识体系。相形之下，中医学则以信息本体论为主流，通过它更容易获取知识与建构体系。两个医学体系的认知倾向之别，是由深层的文化属性差异决定的。这种差异在历史的长河中，具有一定的稳定性。尽管在不同的时代，表现形式会有所不同，但其根本性格则不会有大的出入。关于这种差异的形成，许多学科长期以来都在探索与讨论，最典型的有哲学、历史学、人类学等。但始终没有一个大家都认同的结论，于是出现了诸多从不同角度提出的看法。概括起来，综合原因的共识度较高，其中地理因素被认为影响最大，其次是经济类型及与之关系密切的生活方式。按照这一观点，西方文明的中心地带属于海洋环境，社会的开放性与流动性强，商业为主的经济类型更为明显，需要经常和生人交往与合作的生活方式也较普遍。因此，西方文化的价值观念与认知模式倾向于"天人相分"。而东方文明的中心地带属于内河环境，社会的开放性与流动性弱，农业为主的经济类型明显，需要经常和熟人交往与合作的生活方式更为普遍。因此，东方文化的价值观念与认知模式倾向于"天人合一"。于是，西方的天人相分、主客相分、虚实相分的原则便自然而然地成为大众的认识习惯与科学的基本特色，结构本体论或者说实体本体论也就成为主要的视角。而东方的天人合一、主客合一、虚实合一的原则也自然而然地成为大众的认识习惯与科学的基本特色，信息本体论或者说关系本体论也就成为主要的视角。有了这样的认识，也就能够理解为什么在《黄帝内经》这部中医学经典中，经络范畴的知识明显较其它范畴的知识更完整、更细致，理论层次也更高了。正是经络理论为整个中医学理论提供了技术化落实与系统性建构的平台。

经络理论主要体现在《黄帝内经》的众多篇章之中，因此系统解读《黄帝内经》所涉经络相关概念间的基本关系，对于全面准确理解经络理论的内涵，具有极为重要的意义。书中关于经络论述是以片段的方式进行的，不同内容彼此之间的关联在形式上是松散的，有些甚至难以看出其中的关系。随着时代变迁，用今天的眼光看《黄帝内经》，许多内容由于内在联系不明确而难以理解，从而出现了各说各话，无法深入沟通的局面。为了真正继承《黄帝内经》的传统，更好地古为今用，需要从两个方面对《黄帝内经》进行重新认识：一个途径是临床检验，另一个途径则是系统的理论梳理，即形成一个用今天的思维方式能够把握的框架。只有这样才能避免人云亦云、厚古薄今的倾向，使《黄帝内经》发挥适当的作用，成为可靠切实的知识系统。对于在《黄帝内经》中占有相当比重的经络理论，自然也应该如此对待，将那些相互独立的内容联系起来，把隐藏在字里行间的内在联系凸显出来，这样做将有助于清晰理解经络概念，更好地指导临床实践和实证研究。经络相关概念众多，首先宜将那些最重要的核心概念提炼出来，并尽力建立它们彼此间的关系。在这种关系网络中，比孤立地考察这些概念，能够获得更为准确的理解。为此，笔者将《黄帝内经》中出现的经脉、络脉、经水、经气、血络、节、会、腧、穴、脏腑、经筋、皮部等12个核心相关概念彼此联系起来，构成6个层层递进的命题："经络是脉动的流体"；"经络是由气血驱动的，以脉动形式运动的流体"；"经络是由气血驱动的，以脉动形式运动的流体，经分支成络处为气血互动的交界，谓之节（会），具有重要调控功能"；"脏腑生成与转化气血，并通过经络传输与调控气血，以保持自身的机能以及彼此间的平衡"；"脏腑生成之气血通过经络传输于经筋，使之得以正常运动，从而使机体获得行为的能力"；"脏腑生成之气血通过经络传输于皮部，与环境信息进行交换，使机体内外得到和谐统一"。而这些命题还可进一步整合成一个有助于理解经络功能的完整认识框架。在这个框架中，能够更为准确地解析每个概念的内涵，避免误读或随意解释①。

"经脉""络脉""经水"是三个有着密切联系的概念，其中包含着对经络本质内容的阐释，只是这种阐释不是以浅显、明白的方式，而是以深藏、隐含的方式进行的。《黄帝内经》把经脉分为12条正经、12条经别和若干奇经等；把络脉划分为别络、浮络和孙络；把经络具有的高下、大小、深浅、广狭、远近之分的运动特性概括为经水；而经与络又统一于脉。如果把这些描述联系起来，就可以看到一个完整的、运动着的经络系统的轮廓：它是人体内的流体网络系统，主干为经，分支为络，主干周身环流，主干之间有经别连通；络由粗到细、层层分级，分别谓之别络、浮络、孙络；经络所辖流体谓之经水，除了具有水的一般运动属性，还有脉动特性。"经气"和"血络"反映了经络与气、血的关系，说明气和血分别是经和络的功能属性。联系前面经络与脉和水的关系，可以进一步对经络系统做出描述：经络之水以脉动的形式周身环流，而脉动的形成机理在于气血的相互作用，气由经到络，而血则由络到经，两者逆向对流，始成脉动，气血关系协调则脉顺则脉乱。以前面的分析为基础可以进一步设想，气主要运行在经，而血主要运行在络，气与血在经分支为络处形成交界，进行相互作用，这个交界点功能特别，被称为"节"或"会"，即具有重要作用的节点或交会处，前者强调了它的重要性，而后者则说明了它的具体功能。"腧"与"穴"不是经络系统本身的概念，而是针灸治疗学的概念，它们从不同角度描述了同一个东西——节（会）。腧说明节（会）是气血畅通之要地，而穴则指出节（会）乃针刺选择之位点。

前面对经络系统进行了较为完整的论述，但留下了一个缺口，即

---

①马晓彤.黄帝内经所涉经络概念间基本关系的系统解读.中华中医药杂志.2008（4）:277~279.

气血从何处而来，又向何处而去？这就自然引入了"脏腑"概念。五脏六腑与奇恒之腑分工合作构成完整的功能体系，它们既是气血的生产者，也是气血的享用者。它们在气血的生成、调节和转化过程中，既要满足自身的局部需要，也要满足机体的整体需要。任何单一脏腑都不能自给自足，都不可缺少其他脏腑的支持；而机体整体活动所需要的气血也无法由某一脏、某一腑完全提供，必须所有脏腑通力合作，才能保障供给。脏腑正是通过经络来实现彼此间的气血交换与调节控制的，不同脏腑借此互通有无，补不足而去有余。脏腑借经络功能满足了自身的需要，但这并没有为机体的整体机能提供直接帮助。每一个脏腑都只是具有局部功能的子系统，而人体整体需要的是行为能力，而行为能力的基础则是一系列的动作，"经筋"就是满足这一需求的重要组织。由脏腑相互作用生成的多功能的气血通过经络系统支配着经筋的营养、修复与运动，保证着机体维持身体姿态和随意进行活动的能力。脏腑通过经络调节实现了内部的动态平衡，但若使之长久与富有活力，还必须实现机体内部与环境之间的关系协调，"皮部"在这方面扮演着不可缺少的角色。皮部是机体内外的交界面，环境信息通过皮部传递给机体，然后通过经络由浅入深发挥作用；同时体内信息也通过经络反映在皮部，提示机体采取适当措施进行干预，以保持机体内外的平衡。

在分析经络相关概念之间的系统联系时，需要注意两个问题：一是以关系（信息）本体论为基础，避免实体（结构）本体论的干扰；二是不要涉及针灸概念，仅仅考察经络系统本身。虽然中医既谈实体，也谈关系，但有关实体（结构）的论述相对来说是不系统、不全面的，而关于关系（信息）的论述则是系统而全面的。正如西医也是两者皆谈，但是实体（结构）论述系统而全面，而关系（信息）论述则相对不系统、不全面一样。为了真正有效把握中医特点，就要首先集中精力从中医比较系统的知识入手进行研究，待主体的关系（信息）知识内容认识清楚后，再处理那些不够系统的实体（结构）知识内容，这样就有了基础，就会方便许多。此外，针灸与经络在中医理论与实践中往往被混为一谈，实际上它们是有着密切联系的两件事。经络是机体的功能系统，而针灸是一种治疗技术，如果不能区分两者，将会带来巨大的认识混乱。

《黄帝内经》是经络理论的核心知识之载体，虽然之前有《足臂十一脉灸经》和《阴阳十一脉灸经》，之后也有历代众多有关经络的经典论著①，但在《黄帝内经》中，几乎所有的重要经络概念及其相互关系都已涉及。只要深入领会这些核心内容，那么再考察之前与之后的古典文献，就能切实把握经络概念的渊源与流变。如果没有真正明了这些概念的基本内涵，若想对其源流做出准确论述，只能是枉然。但是还必须清醒地认识到，《黄帝内经》只是给出了经络概念的描述以及基本精神，并没有明确指出这些概念的内涵及其相互关系，我们无法在具体的文字中直接找到所需要的全部答案，只能充分调动各种认知能力，尽量忠实地对这些概念做出合理说明，并创造性地组织成一个可以理解的体系。在《黄帝内经》众多与经络有关的文字中，将"经脉""络脉""经水""经气""血络""节""会""腧""穴""脏腑""经筋""皮部"作为核心概念提取出来是研究工作的第一步；而寻找它们之间的内在联系是第二步；将这些联系组织成体系则是第三步。从前面的分析可以明显看出，若想对经络有一个准确的理解，是离不开脏腑、气、血这些重要概念的，否则不仅无法完成体系的组织，就是对经络本身的确切含义也难以明了。事实上只有在多个概念的相互联系中才能把握它们各自的内涵，这与求解多元联立方程十分相似。这些被选出的概念可分为三类：一类是可以引申出新概念的概念，如"经脉""络脉""经水""经气""血络"；一类是含义单纯的概念，如"节""会""腧""穴""经筋""皮部"；还有一类是本不属于经络，但又缺之不可的相关概念，如"脏腑"。

从"经脉""络脉""经水"引申出经、络、脉、水四个概念，并以此为基础形成"经络是脉动的流体"这一初级命题。从"经气""血

---

① 赵京生.针灸经典理论阐释.上海：上海中医药大学出版社，2003：16～30.

络"引申出经、络、气、血四个概念，并将其与上述初级命题合成为二级命题："经络是由气血驱动的，以脉动形式运动的流体。"把"节""会"与二级命题整合而成三级命题："经络是由气血驱动的，以脉动形式运动的流体，经分支成络处为气血互动的交界，谓之节（会），具有重要调控功能。""腧""穴"本不属经络概念，而是针灸概念，为了强化对比、避免混淆，也为了在这里设定经络与针灸两个概念体系的连接点，所以引入这两个相关概念。因为它们与"节""会"内涵相同，故未引出新的命题。"脏腑"对气血做出了来源与功能的说明，使命题升为四级，并导致表述形式发生自然而然的变化，即"脏腑生成与转化气血，并通过经络传输与调控气血，以保持自身的机能以及彼此间的平衡"。"经筋"概念使经络完成了将局部与整体统一起来的使命，命题由此而进化为五级："脏腑生成之气血通过经络传输于经筋，使之得以正常运动，从而使机体获得了行为的能力。""皮部"则使命题提升为六级，达到天人合一的境界，即"脏腑生成之气血通过经络传输于皮部，与环境信息进行交换，使机体内外得到和谐统一"。通过命题的逐步提升，各个经络相关概念不断得到有机整合，而经络系统的轮廓也在这一过程之中自然而然地涌现出来。需要说明的是，最后形成的六级命题虽然对经络系统的功能做出了最高级的概括，但它不能取代以前的任何一个命题。这些命题都具有独立的生命，只有将它们联系起来，才能对经络系统有一个全面而立体的了解。

2. 整体生成论：中医学的研究对象

在中医学的方法论中，认识视角最为根本，它是其本体论的体现。有什么样的视角，就会在认识对象身上看到什么样的内容。中西医的比较研究中容易出现一个误区，认为两者对象相同，只是方法不同。看上去这样的认识并没有错，难道中西医看到的人体有什么不同吗？实际上两者还真不同。有一个典型的说法叫做"见木不见林"，能够给我们重要启示：当一个人细看一棵树的根、干、枝、叶等局部形态结构时，整个林子似乎已经不存在了，因为他对树林的整体状态毫无感觉。而当他关注树林的规模、风格、样式等整体状态时，每棵树的局部形态结构特征也是看不清的。量子物理学家海森堡提出的"测不准原理"说的也是这回事，他发现不能同时准确测量运动着的微观粒子的位置与动量。看来不管是在宏观的树林，还是微观的粒子面前，人类的认知能力都是有缺陷的。这个缺陷来源于前面所说的"视角"的局限，似乎无法克服。就像一个人或者左撇子，或者右撇子，或者形象思维能力强（右脑型），或者抽象思维能力强（左脑型），而不能成为两者均衡的完人，这就是所谓的大自然的规律吧。

从上面的例子可以看出，并非客观存在的东西都是人类的认识对象，只有那些被关注的东西才能成为认识对象。大自然全面地呈现在人们面前，为什么不同时代、不同地域、不同个人会关注不同对象，并形成不同学科、不同水平、不同风格的知识呢？这都是受到不同时代的社会需求、不同地域的文化特征以及不同个人的气质性格塑造的特殊视角决定的。如此看来，中西医眼中的人体实际上并不相同，因为它们的关注点不同。做出这样的区分是有意义的，能够深化认识论的研究，避免很多不必要的混淆与纠缠。简单说来，西医的人体是结构人，它的对象是人体结构与功能；而中医的人体是信息人，它的对象是人体信息与功能。不同的认识对象由主体的认识视角决定，同时它又决定着主体的认识方法。从这里可以引申出三个重要结论：其一，在认识过程中，主体与客体之间存在不可分离的相互作用；其二，没有引起主体关注的客体，不是认识对象，未能进入认识过程，其当下的认识价值等同于不存在；其三，在认识过程中，视角、对象、方法三者之间存在不可分离的连锁机制，具有通约性。有了这样的分析作为铺垫，就能够较为容易地理解中西医之间的差异了。"分子""细胞""组织"是西医结构本体论视角看到的人体内容，自然是其认识对象。这样的对象必须采用主客分离的结构分析法才能进行有效研究。它们没有纳入中医视角，不是中医的对象，对中医来说，它们可以被认为不存在。而"经络""脏腑""气血"则是中医信息本体论视角看到的内容，是中医的认识对象，必须运用主客合一的信息把握法才能进行有效研究。它们对西医来说，也可以视为不存在。

经络、脏腑、气血是中医学的生理学概念，也是中医学的核心概念。行文至此，情不自禁想谈谈被学术界长期诟病的"中医西化"，或者说"中医异化"问题。因为它们与中医学的核心概念关系密切，也是问题的总根源所在。在多元文化碰撞下，中医学术界分化为三派：传统派、西化派与系统派。传统派的做法是"读经典，做临床"；西化派的做法是"细胞、分子说中医"；系统派的做法是"系统、信息说中医"。传统派认为中医的合理性、合法性、创造性早已被数千年历史和现实疗效所证明，依然可以独立发展。因此以继承为己任，努力接续百年来断掉的华夏文脉，以疗效论英雄，在理论与实践两方面都有所建树。但在宣传推广与实际操作方面，与现行的医教研体制发生冲突，难以顺利运行。西化派认为中医虽有数千年历史，也确有疗效，但其科学性没有阐明，合理性、合法性、创造性需要作出符合时代精神的重新诠释。这一派倾向于科学一元论，认为中医应该，也能够纳入代表现代科学主流的还原论西医模式之中，因此积极地运用还原论实验技术，逐个解析中医学命题，将它们落实在细胞、分子的解释框架中。但结果不尽如人意，理论与实践贡献均不明显。一个显而易见的悖论存在其中，那就是混淆了两个医学体系的视角、对象、方法。把中医整体论信息视角看到的现象，用西医还原论结构分析方法进行处理，结果从中医的临床、病理、药理出发，落脚在西医的生理学基础上。这无异于给马头安了一个牛身，把不通约的两个体系生硬地捆在了一起。系统派倡导科学多元论，明确区分还原论与整体论，肯定两者的价值。但也强调两者各自的局限性，注重维护不同类型科学内部的通约性，主张谨慎融合不同类型的科学，建构更有活力的新科学。但要顺其自然，不可操之过急，以免邯郸学步。系统派认为中医的合理性、合法性、创造性是无可置疑的，但传统中医并未达到成熟与完美的境界，不论理论还是实践，均可继续提升，可实现的路径就是按照其自身信息医学本征实现现代化。一个基本的原则就是，不论命题的出发点在哪里，落脚点一定要回到经络、脏腑、气血这样的中医生理学基础之上。系统派不存在理论上的悖论，与传统派相容，与科学前沿的系统科学与信息技术相通，已经显示出越来越多有利于提升中医理论深度与功效强度的苗头。三派对经络的重视程度明显有别，传统派无可无不可，西化派抵触，系统派离不了。有一点需要说明，中医西化的含义是指把中医纳入西医框架，并不是采用现代科学技术。确切地说，中医西化的本质是"中医西医化"。恰当的现代科技手段，不仅不会导致中医西医化，而且能够促进中医现代化，从而强化中医主体发展的地位与能力。

理清了思路，再来看中医的整体论科学特征，就容易明白了。笔者属于系统派，认为经络是中医现代化的突破口，只要将经络认识清楚，形形色色困扰中医学的各种问题都会迎刃而解，否则将继续长期徘徊于五里雾中。什么是理解经络原理的关键问题？回答是经—脉关系。因为不仅"经"与"络"统一于"脉"，而且经络的气血运行功能与脉动的联系也十分密切①。大量的文献与临床实践表明，脉的基本含义是节奏性运动，而非管道性约束。脉象可视之为经络状态的表征，因此理解经—脉关系是揭示经络系统微观生理机制的关键环节。经络困扰人的一个根本问题是它的无形特性，正是这一点让它比其他中医概念多了几分抽象与神秘。如果能够把经络形象化，或者将它与某种可以触及的东西联系起来，无疑有助于认识经络的原理。形象化的努力一直没有中断，可惜至今尚未见到令人满意的结果，不过把经络与某种易于感知之物联系起来却具有现实可能性，这个可以触及的"经络伴侣"就是"脉"。如果能够清楚地说明经络与脉之间的关系，将会对中医理论探索带来多方面启示。

经络是经脉与络脉的统称，经为主干，络为分支，两者统一于脉，

①马晓彤.经与脉关系是揭示经络原理的关键.陕西中医.2008（2）：195～197.

由此可见经络的本质与脉有关。另外《黄帝内经》设专篇探讨经水，将经络的基本内容概括为可行之水。如果把这两种属性结合起来，便可用"脉动之水"对经络做出最基本的特征描述。如果继续深究，还可以将气血看作脉动的根源。正是脏腑产生的气血相互作用形成了脉动，它是能够综合体现机体生命状态的运动形式。由此可见，脉并非仅仅是用于辨证的征象，也不是概括说明经脉、络脉以及血脉的简称，而是具有更为深刻与广泛含义的，与生命本征密切联系的核心概念。《黄帝内经》中有"经气"与"血络"的概念，可以理解为气血虽然都行于经和络，但两者运行方向相逆，气由经到络，而血则由络到经。两者在经分支为络处形成交界，相互激荡，从而使经水出现脉动。经络的脉动是气血相互作用的表现，其本质是脏腑状态的反映。不同机能的脏腑关系产生不同的气血反应，也就表现出各异的经络脉动样式。生理上所讲的"气为血之帅，血为气之母"可依此进一步细致地理解为，气行于经而统摄络中之血，反过来血行于络而支持经中之气。如果再进一步，可以认为血由脏腑运化生成而来，如同涓涓细流由络层层整合汇集入经，并在这一过程中转化为精。而精则在进入经中以后得以气化，气则分化为二，其中强悍者继续转化为神，循经环流，参与到全身的调控活动之中。而相对弱势的部分则入络，参与到局部的调控活动之中。病理上所说的"气滞血瘀"可以理解为，整体意义的气机失调，使得局部的血化精、精化气和气化神的过程出现障碍。该入络发挥局部调控作用的那部分气或者量不足，或者力不强，无法对血进行推动与疏导，结果导致血瘀。经分支为络处是一个具有特殊功能的地方，也就是《黄帝内经》所说的"节"或者"会"。在这里血通过精转化为气，而气则一部分转化为神进入整体调控体系，另一部分由经入络参与局部调控活动。这一过程可概括为"气血互动"，有两个结果：一个是形成了精与神，另一个则是产生了脉动。正是脉动使气血互动与精神化生得以正常进行，它是机体整体与局部相互作用过程的综合体现。脉往往与血联系在一起，而血又自然与血管难脱干系。实际上这里存在着一系列的误解，首先脉并不仅仅与血有关，而是气与血互动的产物；其次，中医所说的血与西医的血液概念并不等同，如同中医的脏腑与西医的脏器含义不同一样，其内涵主要在于功能方面；再次，脉的特征是动，而不是管，它可以是管式的动，也可以是非管式的动，两者的共同特点是都具有节奏特性。管式的动以动脉血管的运动为代表，而非管式的动则以组织液的运动为代表。同时需要指出的是，脉的特征也不是通道，不能简单地将脉等同于经脉或络脉，如果混淆起来，不仅难以把握脉的本质，也会对经络本身的理解带来困难。在论及"脉"的含义时，既要注意避免受到"血液""血脉""脉管"等概念的干扰，也要排除"经脉""络脉"等概念的影响，只有这样才能透过表面现象体会到脉的实质。由于脏腑间的气血转运与调控通过经络系统实现，所以经络状态自然反映着脏腑状态，可视其为藏象主要的外在表现形式。而脉象又与经络运动状态有着密切的内在联系，所以可以通过脉象来认识藏象。从这层意义来看，在藏象、经络与脉象之间便可以找到一种深刻的系统关联。脉诊方法古有遍诊法、三部诊法和寸口诊法，后世则以寸口诊法为主，并从脉的位、数、形、势分为28种脉象，以察知身体内部的病变。一般认为脉象形成的机理主要是心主血脉，这与西医心血管理论的影响是分不开的，使人不由自主地将脉与血管联系在一起。这样一来，脉的本意被曲解了，成为单纯心血管系统的动力学问题，离中医理论便有了距离。应该看到，脉是机体脏腑经络气血相互关联的整体反映，是精气神转化过程的外部表现，如果这样理解，就能够从脉象中体会到更为丰富的内容，就不至于机械地模仿已有脉象，而能开辟创造的新空间，更有效地把握机体的状态。目前学术界有两种倾向令人担忧：一种是否定经络的存在，另一种是对经络进行任意解释。否定者的理由是找不到经络的踪影，任意解释者的理由则是不能把经络与中医理论的其他内容有机联系起来。同时，临床上也有两种情形让人不安：一种是中医内科医师对经络只是有一个粗略的印象，不去理会它的微观机制，更不用说自觉运用经络知识深化对中医理论的理解，增强自身的临床功力了。另一种则是，部分针灸医师或者机械地照着穴位图扎针，从不深究经络的系统功能，到头来只知穴，不知经；或者干脆运用神经生理学理论对针灸原理做出牵强附会的说明，对于经络学说则是彻底放弃。出现这些现象的原因正如本书开头所言在于经络本身的无形性以及对其实质的难以把握。如果将经络与脉密切联系起来，这种困难的局面是可能有所改变的。一方面通过脉动使无形的经络可以得到感知，另一方面则能把经络这一曾经因为其游离性而受到冷遇的中医理论内容，与中医理论的热点内容"脉"结合起来，从而增强中医理论体系的凝聚性。但这不是一件轻松的事，需要对经络和脉进行一番内涵的剖析，并由此将两者有机联系起来。首先把经络放在与脏腑、气血、精神的相互关系中进行分析，明确其调控网络的功能定位；然后将脉的本质特性概括为"动"，并排除以往造成影响的一些干扰性说法；最后把两者按照新的理解组合，就形成一个"经络是一个以脉动方式运动着的，对机体气血、精神、脏腑功能进行调节控制的系统"这样一个命题。这个命题不仅对经络的存在方式进行了可以明确感知的描述，也对其功能做出了完整的说明。需要特别指出的是，将经络与脉结合起来进行探讨，并非是一种用来克服经络本身独立研究所遇困难的权宜之计，而是这样的组合恰恰反映出了两者的本质属性，使它们在联立中共同获得了求解的双赢结果。如果将它们分别进行研究，不仅难以认识清楚经络的特性，同时也无法真正准确理解脉的本质。通过前面的说明，已经可以认识到把它们联系起来的学术意义，概括起来主要有三个方面：第一，对经络的存在方式有了全面的了解，它虽然无形，但可以感知，它不再是静态而抽象的，而是动态和实在的；第二，促使我们认识到脉的本质不是管，也不是通道，而是有节奏的运动；第三，将经络与脉结合起来，可以将中医理论中的众多核心概念整合成一个环环相扣的体系，形成完整的中医生理学框架。由此可见，一旦充分揭示经一脉之间的复杂关系，不仅能够使研究经络的工作变得有章可循，而且对脉的认识也会更深入、更广泛。

3. 综合体验论：中医学的研究方法

与信息本体论视角和整体生成论对象配套的是综合体验论方法，这就构成了一个完整的整体论的方法论体系。在中医界共识度最高的说法就是"整体观念，辨证论治"，这实际上是对中医学方法的概括。中医学认为，人体是一个有机整体，构成人体的各个组成部分之间，在结构上是不可分割的，在功能上是相互协调、相互为用的，在病理上则是相互影响的。同时，中医学也认识到，人体与自然环境具有密切关系，人类在能动地适应自然和改造自然的斗争中，维持机体的正常生命活动。这种内外环境的统一性和机体自身整体性的观点，称之为整体观念。辨证论治是中医学诊断和治疗疾病的过程。所谓辨证，就是将四诊收集的资料通过分析综合，对疾病的当下状态做出概括性判断。而论治，则是根据辨证结果，来确定相应的治疗原则与方法。通常现代学者将中医学的特点概括为上述"整体观念"和"辨证论治"，前者可以理解为观念，后者则是方法的描述。这种观点已经流行了几十年，也基本上成为中医界的共识。但由于这样的说法在科学上过于笼统，只有宏大叙事，没有微观说明；而在哲学上也失之于片面，仅从认识论角度做出了概括，缺少本体论的相应支持。在西医还原论色彩强烈的20世纪80年代之前，这样表述勉强行得通，但自20世纪90年代以来，随着西医渐渐强调综合方法的运用以及中医注重病与证的结合，这两点已经难以继续成为中医特点的标识，需要从更深层面探索中医的特质，否则将无法准确把握中医的精神，造成对中医理解的困惑。这里的焦点问题有两个：一个是整体观念中的"结构不可分割性"，另一个则是辨证论治中的"当下状态"。如果结构不可分割，那么只能从整体功能角度对机体进行观察，辨证也只有借助对功能变化的把握来实现。这样做的好处是容易准确认识机体的宏观表现，但难以精确了解其微观机制。因为，机体一旦出现外在可辨的功能变化，其内在的生命过程已经巨变在前了。西医经过"系统生物学"和"转化医学"的范式转变，开始出现微观精确与宏观准确"两手都要抓，两手都要硬"的崭新局面。这样一来，不仅中医整体观念与辨证论治的独特学术价值开始降低，就连其内涵也变得模糊。因为西医也开始从自己的还原论出发，解释整体性与个体化统一的辨证论治了。

笔者认为，中西医两个医学体系的本质差别不在于是否肯定"整体观念"和"辨证论治"，而是如何解释这两个概念的内涵。西医本征是结构医学，可以从结构基元构成整体的角度解释"整体性"，也可以从结构成分的变化来说明"证候"，这与信息医学本征的中医学解释完全不同。中医学是从信息（神）的角度出发，通过生成机制说明整体性，这就超越了西医的结构与基元概念，通过分形原理，直接面对整体。这样，困扰西医的"整体涌现性"难题在中医这里则自然化解了。笔者从"信息"立场出发，以此作为理解中医的基础，并将信息理念作为灵魂，重新解释"整体观念"和"辨证论治"原则，形成"信息本体论""整体生成论"和"综合体验论"的概念群，一方面能够对中医理论的基本观念与方法做出较为完整与准确的说明，另一方面也可以避免对"整体观念"和"辨证论治"做出中医也可、西医也行的模糊随意说明。

"整体观念"和"辨证论治"构成中医学的认识论基础，前者是对认识对象的概括，后者是对认识方法的总结。人们两只眼睛的视力不是完全相同的，在面对一个认识对象时，是不可能全面把握它的，往往是用视力较好的眼睛来做出有偏性的判断。中医学整体论倾向明显，在观察人体时，采用信息把握法；而西医还原论倾向明显，采用结构分析法。这样，两个医学体系面前的世界图景便有所不同。中医图景如同一棵天然的"大树"，由根生干，由干生枝，由枝生叶，由叶生花，由花生果，由果生子，由子再开启新的生命历程，循环往复，以至永远。而西医图景则像人工修成的"大厦"，先由建筑师画出蓝图，再由工程师做出模型，最后由工匠一砖一瓦地建成真实的大厦。这里出现了两种机制，中医是"适应"加"演化"的生成机制；而西医则是"预成"加

"建构"的构成机制。实际上，在大树发育和大厦建造的过程中，两种机制都是存在并发挥作用的。例如，大树除了后天在适应环境中寻求成长之外，在其基因组中已经储存了决定大树性状的基因组织，结果大树是在"建构"和"演化"的交响曲中完成发育的。同样道理，大厦除了建筑师最初设计的蓝图之外，在制作模型时工程师会根据需要做出一定程度的调整，使之更容易施工。而工匠在具体施工中，还会根据实际情况，做出细节修饰，使大厦的功能更好地发挥。这样一来，大厦也是在"建构"和"演化"的交互作用中完成的。

在两只眼睛都很好的理想状态下，才可能出现上述完美的图景。但实际情况是，中西医都有偏颇，只有一只眼睛好用，因此中医描述的是只有"演化"，没有"建构"的大树，而西医则呈示的是只有"建构"，没有"演化"的大厦。因为我们现在讨论的问题不是"中医应该是什么样子"，而是"中医实际上是什么样子"。因此，就需要按照中医一只眼的视野来看问题，说偏理，这样才能对它有一个真实的理解。至于如何完善，克服偏颇，则是另外一个问题，不在本书讨论之列。在中医看来，"大树"发育是"走着瞧"的，不是一开始就能够确定的。一方面看阳光雨露等环境因素的影响，另一方面看大树内部根茎叶等各个部分之间的关系。这样，结构的细节就全然不用理会了。更有意义的则是调节环境与机体、整体与局部关系的信息。因为结构是无生命的、僵死的、稳定的东西，而信息则是空灵的、充满活力的、富于变化的，因此信息比结构更能深刻而丰富地说明各种关系及其变化规律。在西医看来，"大厦"的建造是可以事先准确安排的，只要有一张蓝图，同时知道运用什么样的砖瓦，那么一切都在可控之中。至于工程师建模和工匠施工时可能遇到的问题都不重要，均可以忽略不计。

事实上，信息与结构同样重要，它们彼此相互独立，都能说明一半本质问题，并非一个为本、一个为末，通过对其中一个方面的考察，也可以大体把握机体的部分特征，虽然不能完整说明生命的原理，但能够解决一定的实际问题。在当下两个医学体系并存的情况下，不宜将西医结构医学的"实体本体论"作为唯一的本体论基础，而应该提出适用于中医信息医学的"信息本体论"，并以此作为中医认识论的根基。否则只能将中医之干落在西医之根上，从根本上导致中医的西化。因此，急需在"整体观念"和"辨证论治"的基础上，加上"信息本征"这个第三特征，否则不但不能全面说明中医的属性，而且不可避免会在两个医学体系的相互作用中渐渐失去中医的特质。因为西医的现代性更强，更容易产生影响力。概括起来，暂且可以将"信息本体论"表述为：在考察生命系统时，将信息视为其本质属性，而非实体结构的表象，这样除了西医的结构—功能认知模式，又有了等价的中医信息—功能认知模式。信息本质上是整体特征，是不可还原的，研究它需要整体、动态、不离环境的方法。中医概念需要从信息出发理解，因为信息是中医学的本征；而不能从结构出发理解，因为结构不是中医学的本征，而是西医学的本征，这样做不仅无助于理解中医，而且还会使中医西化以致消亡；也不能从功能出发，因为信息不等于功能，而是功能的一半原因（功能的另一半原因是结构）。

中医学通常所说的整体观念有三个内涵，即"各组分有机联系""结构上不可分割"和"功能上相互影响"。这三个内涵是必要的，但是还不完备，需要补充"整体是生成的"和"生成通过信息调控而实现"这两个内涵。五个内涵共同构成了中医学的世界图景，这个世界就是一个运动着的、各组分有机联系的、结构上不可分割的、功能上相互影响的、经历着发育过程的系统。系统的宏观征象是生成，微观机制是基于信息调控的涌现。这个图景就是中医认识论中的"对象"，是独立于主体而存在的客观世界。但需要注意的是，这个世界的客观性其实并不纯粹，它是通过信息本体论这个"取景框"看到的客观世界，实际上已经融入了主体的整体论倾向。如果换成西医实体本体论的取景框，我们看到的将是一个相对静止的、由某种基原要素构成的、结构可以分割的、功能相对独立的、宏观征象是机械运动的、微观机制是惯性作用的无限宇宙，它无边无界，主体可以认识的只是一个个局部。

如果没有信息本体论这个取景框，仅有一个模糊的整体观念，在面对客观世界的时候，难免出现混乱，表现出介于整体论与还原论之间的模棱两可；而仅有通常所说的三个内涵，而没有增加"生成"和"信息"这两个新内涵，则整体观念只能停留在泛泛而谈的抽象概括之中，不能形成便于科学探索的、操作性更强的"系统"概念。整体、生成和信息三个概念整合起来，就形成了完整的复杂系统的框架，这与中医学视野中的自然与人体系统是十分吻合的。在这个系统中，信息是灵魂，它因此成为中医学研究的真正对象。用中医学语言来说，它所研究的人体信息系统由"精""气""神"这三个核心要素构成，其中精是物质，神是信息，而气则是精神相互作用产生的生理功能。在中医的整体观念中，神是主导因素，它是系统整体性的体现，因此对它的论述全面而精致；精是局部标志，不过是神的附庸，为神所统，因此对其论述简略而粗浅；气是个复杂角色，虽说它是精神共同作用的产物，但在重神的中医学体系中，气更多带有神的色彩，有时甚至将两者混为一体，不做区分。

需要特别说明的是，在中医学里，哲学范畴与科学范畴之间界限不清，常常混用。两者既相通又有别，这就要依靠语境做出恰当判断。上述精、气、神构成人体信息系统的论述，可以说是哲学概括，这里的精、气、神是指哲学范畴。而在科学角度来看，这些哲学范畴过于笼统，不利于微观机制的说明。习惯上，中医学更多使用"脏腑""经络"和"气血"来刻画人体信息系统。其中脏腑与精含义相当，指称局部性的物质基础；经络与气含义相当，指称生理功能状态；气血与神含义相当，指称整体性的信息系统。这里变化最复杂的是气，它在哲学范畴与科学范畴中的含义完全不同。在哲学范畴中，气是精神相互作用产生的生理功能；而在科学范畴中，它与血共同构成一对信息，即神的说明。也就是说，在人体信息系统中，有两个信息程序发挥着调控作用，一个是"气"，一个是"血"，其中气由脑生主全局，血由脏管司局部。"整体生成论"可以简述为：人体是在调控方向不同，强度相等的两个信息程序相互作用下，通过自组织涌现机制，促使生命物质定向转化，生成各种生理功能，并推动自身有序经历演化过程的复杂系统。这个系统与其生活的社会和自然环境之间存在复杂的物质、能量和信息的相互作用，并不断生成着对机体和环境本身生存与发展有利或不利的各种影响因素。

相对于整体观念，辨证论治更需要在内涵发掘上下大功夫。一般熟知的辨证论治的内涵也有三个：一个是"诊疗过程"，一个是"证候"，另一个是"辨识"。但是与整体观念原来的三个有实际意义的内涵不同，辨证论治的三个内涵中只有一个意义较大，另外两个实际上只是虚设。如果说"信息本征"是对本体论的说明，"整体观念"是对认识论中认识对象说明的话，那么"辨证论治"就是对认识论中认识方法的说明。从这个意义来看，诊疗过程只是摆设，基本上可以从内涵中剔除；证候本身属于对象范畴，可以列入前面的整体观念之中；真正有价值的只有辨识，它才实际涉及认识方法。为了便于领会辨识的含义，可以将证候这个对象概念以及论治这个虚概念与辨识这个方法概念整合，形成一个综合的新内涵，即认识方法意义的"辨证论治"。在这里，辨证论治已经没有了原来的"诊疗过程"和"证候"的内涵，只是辨识方法一个内涵，但它已经远比原来的"辨识"内涵丰富了许多。

现在的辨证论治是一个综合的认识方法概念，包括客体的证候、主体的辨识以及实践的治疗三个基本要素。它们是一个统一的整体，不可拆分，是正确辨识不可缺少的要素。证候要结合整体生成论理解，它的特质是反映机体整体属性的信息（神），而不是体现局部属性的结构性变化（精或形），因此不能简单地将证候笼统归结为临床的外在表现，还需要进一步从中选择那些以信息变化为基础产生的整体性临床表现，而不是那些以结构变化为基础的局部性表现，同时应该尽可能将信息化实证的资料作为证候的内在根据，融合进对证候的认识与表述之中。不同的对象决定不同的方法，针对证候这个具有信息特征的整体性对象，那么辨识也必须是整体性方法。在这里，主客相分的还原论方法显然已经不适用了，必须采用主客合一的整体论方法，其步骤有三：直觉体悟把握大要；取象比类经验比对；演绎分析做出判断。直觉体悟以"意象"为机制，主客交融；"取象比类"则是主客相对分离的事实借鉴；而演绎分析主要运用"阴阳""五行"和"运气"三个演绎模式分别对系统动力、平衡状态和环境影响作出综合判断。由于中医是在整体、动态、不离环境的自然状态下，对信息这个不确定性很强的对象进行辨识的，其模糊、多变、干扰难以避免，因此通过上述三步骤得到的判断，还需要实践检验和修正。如此看来，"论治"的意义就不仅仅是根据证候来对证治疗，还有通过治疗效果来检验修正诊断以及反馈性优化治疗的含义，而且后一个意义远远大于前一个。

通过上面的分析不难看出，辨证论治是典型的整体论认识方法，它强调实践、重视语境、主张多元并举。通过治疗不仅检验诊断，同时为修正治疗方案打下基础，这样就形成了知行合一的反馈环，将实践过程与认识过程连为一体。如果将认识与实践分离，就会出现理论与实际脱节的教条主义，不利于学术发展，也不利于临床工作的有效展开。一旦将实践与认识密切结合起来，就能避免这些弊端，只是对理论的解读可能会更灵活、更个性化。只要注意有机结合理论与实践，就可以防止走向轻视理论的另一个极端。语境的含义有两个：一个是方法因对象有别；另一个是方法依环境而异。这一点与还原论方法的差别十分明显，后者强调采用规范的方法研究问题，需要两个前提：一是为固定的方法找合适的对象（如先有一种药，然后找适用人群等）；二是控制环境因素（如采用恒温、恒湿、无菌、无尘、零磁空间实验室等）。与之相反，中医整体论方法的原则是，不设定对象，个性化地因人施治（先有患者，然后找合适的治疗方法）；在自然条件下，观察患者的状态，并有效借助各种环境之力（如心理因素、地理因素等）强化治疗效果。由于中医的实践特性，其理论体系的柔性较强，医者诊疗模式的多样化现象明显，不同技术类型有不同特征的主流认知模式，如内科主要倾向于绝对整体论模式（方证相应）、外科主要倾向于还原论模式（结构修复）、针灸主要倾向于相对整体论模式（圆机活法），这些领域特征之间还互有交叉，实际表现可谓异彩纷呈。"综合体验论"可简述为：这是一种整体论认知方法，基本原则是主客合一，主要方法包括直觉体悟、经验比对和演绎分析。适用于复杂系统的研究，强调实践功效、对象的信息特征以及整体、动态、不离环境等前提条件，根据实际情况，鼓励采用多样化的个性方案。

二、中医学的信息医学本征

细察中医学，可以在其历程中看出两个传统的踪迹：一个是通过"信息"把握功能的信息医学传统，另一个是在认识"结构"的基础上理解功能的结构医学传统。前者主要包括内科、针灸、导引等技术门类，后者则有外科、疮疡、骨伤等专业领域。虽然两个传统都在中医学的学术传承与发展中硕果累累，但并非等量齐观。其中信息医学传统是主流，不仅医家众多、经典丰厚，而且直接或间接影响到结构医学的医理阐释及实践应用。相对而言，结构医学的建设则要薄弱得多，这与西医形成强烈反差。西医也有信息医学与结构医学两个传统，前者涉及心理行为医学、时间生物医学、物理康复医学等方面，后者则包括内科学、外科学、影像学等内容。但与中医学不同的是，它以结构医学为主流，不仅承担着西医主要的医理说明与实践应用之责，而且深刻渗透在对西医信息医学的理论建构与技术操作之中。在两个医学体系相互缠绕，彼此交融，难解难分之际，若能区分两者内部信息医学与结构医学之别，然后估量其相对比重，便可较为明了地认识清楚中西医的各自本征，为揭示其不同的学术特征与演化规律找到适当的门径。

1. 通过信息，认识与把握功能

关于中医学的知识属性，学术界多有争论，不外乎三种定位，即科学说、技术说和文化说。笔者认为其中科学说最准确，因为中医学是探索生命与疾病规律的学问，技术和文化虽然都与之不可分割，但毕竟不是主体。只是需要注意，说中医是科学，是以广义科学观为前提的，而不是仅以还原论科学为科学的狭义科学观。这里的科学不仅包括西方近代以来蓬勃发展起来的还原论科学和几十年来新兴的复杂性科学，也包括成熟于2000年前的中国整体论科学。中医生理学便是从信息学视角对生命活动的机理予以探索的整体论科学的典范。

通常认为，中医学与西医学是不同的体系，各有其认识世界的模式与叙述事物的习惯。具体到医学体系的知识建构，西医学将生理学、病理学、诊疗学、预防医学区分得很清楚。而中医学则并不如此，往往生理、病理不分，基础、临床不分，预防、诊疗不分。其实不然，中医学也有着与西医学相同的内在逻辑，只是外在形态不同罢了。为了讨论方便，这里参照西医的划分原则，分别从生理学、病理学、诊疗学等方面予以说明。需要强调的第二点是，中医学在不同时期、不同地域、不同领域、不同学派之间存在不少差异，相互交叉、彼此重叠，既有共同准则，也有矛盾之处，呈现非线性的网络化连接特点。为把握重点，突出典型，本文以《黄帝内经》为基本依据，对中医学的信息医学本征做如是说。

《黄帝内经》中的解剖学描述俯拾皆是，但不系统、不严密，加上缺少方法学的说明，故无法形成西医学那样建立在实验基础上的严谨的解剖学系统。《黄帝内经》对信息的说明则相当完整与系统，其中最具代表性的便是经络。对经络的说明，从循行定位、内外联系、生理功能、诊疗方法应有尽有，勾画出一幅生动的生命活动图景，是信息描述的典型。虽然《黄帝内经》对经络主要是从生理功能与相互关系视角说明的，并未给出清晰的结构解析，但是从原典的根基上，对中医学的信息医学本征认定打下了至关重要的基础。虽然《黄帝内经》通篇没有使用"信息"一词，但关于"关系""状态""联络"等与信息内涵相同的概念比比皆是。

值得注意的是，现代中医学实证研究多从病理和临床层面选择研究命题，采用西医的结构化实证方法予以还原性解析，最终落脚在"细胞"或"分子"这样的西医生理学根基之上。而对属于中医生理学范畴的"脏腑""经络""气血"等概念，则不予理睬，或者将它们继续进行还原化处理，力图找到习惯上称为"实质"的实体结构基础。这就在不知不觉中发生了异化，原本属于信息医学的中医学研究，通过方法学的"西化"，转变为结构医学的西医学问题。结果出现一个两难悖论，研究成果既无西医学意义，也无中医学意义，因为它们在实践中不能为提高两个医学体系的临床效能添砖加瓦，也不能产生在逻辑上有机融入两个医学体系框架的新知。这是一种令人难堪的科学尴尬与文化迷惘，因为这些研究本质上只能称为"游戏"。

在传统医学的语境中，没有必要追问中医学的本征是"信息医学"还是"结构医学"，只有在进行现代中医学研究时这一追问才是不可或缺的。什么是现代中医学研究？对这个问题的答案可说是见仁见智，但其中最根本一点在于"实证"与"量化"。传统西医学就是通过这一途径变身为现代西医学的，中医学是否也只能如此才能现代化？回答是肯定的，但需要特别说明的是，不同本征的医学体系其实证与量化的方法有所不同，不可混用，否则便会出现张冠李戴、令人啼笑皆非之果。西医的本征是结构医学，它采用以解剖学为代表的结构化实证与逻辑学解析方法，实现了现代转化。但信息医学本征的中医学则万万不能误入此途，否则不仅无果，而且还会因异化而导致自身体系的肢解与崩溃。中医学的现代化之路在于找到符合自身本征的"信息化实证"与"象数学解析"之法，而且从"脏腑""经络""气血"三个核心生理学概念入手，才能建起现代中医学大厦的真正根基。

上述三个核心概念都必须在信息医学的框架内理解其内涵，它们都是整体意义的，不可还原分割，不可结构化实证，否则其价值便荡然无存。由于机体的信息联系不同于实体之间的简单线性关系，而呈现复杂的非线性关系，因此对于信息化实证的结果无法完全采用统计学和微分方程予以解析，还需要增加处理非线性复杂关系的象数学方法。目前，在信息化实证与象数学解析方面，已经取得部分成果，比较典型的有经络阻抗测量、脏腑红外热成像测量、气血脑像图测量，以及应用于岩石力学分析的典型信息法。虽然这些成果在科学界尚未取得广泛共识，但已经曙光初照，为中医现代化研究指出了一条光明与坎坷同在的道路，值得关注与努力。在这个复杂的局面中，需要强调实事求是精神的崇高价值，既不迷古，也不迷西，唯以求真的信念勇往直前。

　　在三个核心生理学概念中，"脏腑"较容易被当代人理解，因为它与人们较为熟悉的西医解剖生理学概念接近，但停留在借用西医学理解中医学这个老路上，则是徒劳无功的。历史的经验已经证明，不论以中解西（中西汇通派），还是以西解中（中西结合派），都不能真正实现融会贯通。以复杂性科学为中介，将中西医平等融合将成为未来发展新医学的方向。但在这个新医学形成之前，中医学需要首先现代化，为建构新医学创造条件。中医现代化的基本原则就是通过信息化实证与象数学解析，将三个核心生理学概念连接起来，形成信息医学的生理学框架，可实证、可解析，然后再将病理学、诊疗学、养生学的概念逐次叠加，最终形成可称为中医学现代版的"信息医学"体系。脏腑虽然容易理解，但在信息化实证中，却不能作为支点。能够成为支点的是经络，它是信息网络，从系统科学的核心概念"涌现"出发，容易把握其灵魂。通过对信息的深层内涵发掘，也可揭示信息医学系统中气血的含义。最终以经络为核心，通过经络气血运行、经络脏腑相关等命题，便可顺理成章地建立信息医学的生理学基础。有此基础，关于"证候""药性"等病理、药理概念，以及"辨证""治法"等诊疗概念都可得到方便的说明。

2. 信息的不可还原性

理解中医生理学的三个基本要素首先是"系统学要素"，即系统、信息、非线性，它们是中医学的本征属性。从系统学要素出发，可以找到传统中医与现代中医的通约之处与转化机制。传统中医虽然使用古典表达方式，但精神实质则与现代复杂性科学的表达方式一致。"系统"一词在传统中医表述中是以相互关系的概念体现的，主要有三个方面：整体与局部、心灵与肉体、机体与环境。"信息"一词在传统中医中表现为功能状态，主要有虚实、寒热、表里等。"非线性"一词的传统形式则是错位契合，如四气五味（药身相互作用）、五脏六腑（内部结构关系）、五运六气（外部时空环境）、九宫八风（正邪作用机理）等。在系统学的框架内，不仅可以为理解中医生理学原理提供新的视角，而且能够与复杂性科学的新发展融合，形成继承与创新统一的机制。

其次是"整合要素"。脏腑、经络、气血这些核心概念中包含众多生理机能的内涵，较为分散，也有些重叠，需要进行必要的梳理整合。传统中医习惯将主要生理功能分配给五脏，这样对现代诠释而言，系统柔性过强，不便开展实证工作，需要增加其刚性。以传统说明为根据，可将分散的功能适当集成，归纳为"气化""疏泄"和"运化"三大基本功能，再将这些功能与系统学的含义融合，这样就可以得到刚性较强的中医生理学的系统学说明，从而实现传统中医学的系统学转化。需要特别说明的是，这种转化不同于西医化。中医学与系统学本质上通约，都属于信息学范畴，不存在西医化那样的信息医学向结构医学的异化。中医学的特征能够通过系统学进行现代呈示而不变质，但比起传统中医学会更为概括、更为典型、更为简化，因此系统学意义的现代中医学并不能完全取代传统中医学，只是一种表达方式而已。

最后是生理学与病理学的"对接要素"。如果将中医生理学核心概括为气化、疏泄和运化三大功能，就要对其内涵进行新的说明，并要使三个概念之间逻辑关系清晰，还要有机统一在系统学框架之内。更为重要之处，生理与病理不能脱节，必须成为一个解释系统。按照这一原则，可将气化概括为系统动力机制，疏泄概括为系统内部的平衡机制，运化概括为系统与环境之间的调节机制。这些机制不能简单线性地对应于某一脏，而是非线性网状交叉于所有的脏腑。但在不同机制中，各脏腑的任务又各有偏重。例如，肺、肾更多参与气化，肝、心包更多参与疏泄，脾、心更多参与运化。有了这样的生理学说明，病理学概括就有了坚实基础，气化不良便成"虚"，疏泄不佳便生"毒"，运化不好便为"瘀"。如同气化、疏泄和运化为核心生理学机制一样，虚、毒、瘀也同样是核心病理学基础，在这里生理、病理耦合无间。

3. 信息的多元化认知与干预机制

中医生理学从信息学视角研究生命的正常活动规律，一旦生命活动发生异常，这项科学工作便延伸到了病理学。此时虽然研究的对象有所变化，但研究的视角和方法依然不变，还是信息学视角和系统学方法。不可以因为对象由正常生命变为异常生命，视角与方法也要变化，转向较为成熟的西医结构医学的病理学，那就会出现内部的混乱，无法真正揭示内在的病理规律。一定要牢牢把握生理学与病理学在视角与方法上的信息学通约，这是一项铁的法则，否则便会异化。而异化则会让我们陷入无所适从的境地。

病灶与证候的分野与统一。生命活动发生异常，表现为多种多样的功能紊乱，这是中西医都可以从机体的外部行为变化进行把握的。不同的是，以结构医学为本征的西医，通常通过结构变化理解功能异常，而以信息医学为本征的中医，则从信息变化认识功能异常。由于两者的认知机制不同，对同一个患者临床表现的关注点会有所不同，对相同疾病人体危害的价值判断也会有所差异，从而引发一系列迥然有别的诊疗行为。在功能异常的背后，两个医学体系各用一个关键词来说明疾病的本质特征，西医是"病灶"，中医则是"证候"。

所谓病灶就是异常的结构变化，例如炎症、肿瘤、水肿等，如果继续延伸，病灶还可以说明机体化学成分与机能的异常变化，如高血脂、高血糖、高血压等。可见病灶的本义是结构异常，广义病灶包括整体意义的成分或机能异常以及局部意义的组织变化，而狭义病灶则单指局部病变。证候尽管在学术界的说法不尽相同，但也可概括为广义与狭义两层含义。广义证候包括外在的临床表现描述和内在的病机判断，而狭义证候则仅指临床表现的描述，病机判断另行做出。西医通常将临床表现与病理变化分别列出，是因为前者基于观察，后者则基于实证，知识来源不同，故分列之。其潜台词是观察者参考，实证者判定。对传统中医而言，自然会选择广义证候，无所谓外在与内在之分。而对于现代中医而言，区分内外便成为有意义的选择。因此中西医结合人士，或者对现代科学较为熟悉一些的中医更倾向于区分证候与病机，并努力将病机过程实证化。与中医生理学的实证原则一样，中医病理学的实证原则也是信息化实证与象数学解析。证候也罢，病机也好，只有将其放在信息的基础上才能看出实证的方向，才能深刻理解其生命的意义。

病灶与证候本来是有机统一的，只是因为中西医的方法差异，才被人为分开了。未来融合中西医的新医学的病理学使命就是将病灶与证候联系起来，对疾病的机理认识更深，对疾病的影响判断更准，这一境界便是中国哲学所说的"形神合一"。在医学语境中，形就是结构，神就是信息。现在的问题是，中西医没有处在同一个发展水平上，西医已经实现了结构化实证的现代化，而中医的信息化实证刚刚开始，成果不仅少，而且共识性还不足。现在不得不采取两条腿走路的策略：一条是传统中医，旨在继承；另一条是信息化实证，旨在创新。两者紧密配合，快速实现中医信息化实证基础上的现代化，为两个医学体系平等且卓有成效地融合创造出必要的条件。有两个关键点需要强调，中医病理学信息化实证的切入点是在脏腑、经络、气血异常变化基础上，对狭义证候，即病机过程的信息化说明，而不是对广义证候中的临床表现进行一番文字规范，再加上一些不可通约的西医结构化指标；另外，可以按照纯粹的传统中医行事，但不可与西医随意混搭，以避免产生危害自身的异化后果。

人体与疾病。从医学角度看，人体状态可以分为健康与有病两种。西医认为健康的根本含义即无病，或者说没有可以检出的病变（包括器官、组织、细胞、分子等不同层面）。至于其他要素则是进一步的拓展，如不虚弱、社会适应良好等，它们与无病并非同等地位。中医眼中的健康也不复杂，就是平衡。一旦失衡，身体便处在疾病状态。为了形象认识人体与疾病的关系，可以借用杂技中的"走钢丝"进行比喻说明。人体从健康到有病可以划分为五个连续的状态等级，能够在钢丝上翻跟头者为"强壮"，平稳走过者为"正常"，摇晃走过者为"亚健康"，落地后重新返回者为"轻病"，落地后不能返回者为"重病"。其中强壮与正常属于健康态，轻病与重病属于疾病态，亚健康则属于中间状态。一般群体中，这五种状态呈现正态分布，亚健康群体比重最大，正常与轻病者其次，强壮与重病者则最少。

强壮者与正常人青睐体育，亚健康群体注重养生，轻病者的关注点介乎养生与医疗之间，而重病者则通常依赖医疗。在对五种状态的群体进行的健康促进性干预过程中，两个医学体系充分表现出了各自的特征。西医更倾向于人们参加外练性运动，如跑步、游泳、登山、骑自行车等。运动生理学家通过对几十种运动项目所做的研究，认定上述四项运动对健康的促进价值最大。中医则更主张人们多参加内练性运动，如气功、太极拳等，并在实践中屡屡发现这些中国文化味道很浓的运动方式，能够带来令人难以想象的健康促进作用。多数传染病与慢性病都是最先光顾体弱者的，即所谓"拣软柿子捏"。为了保护这些"软柿子"，中西医采取的措施也有所不同。西医通常对易感人群重点免疫接种，实施特异性预防，而中医则强调让体弱者加强养生，以增强非特异保护力来减低患病的风险。对于已经得病的患者来说，西医采取"依果求因、除因去果"的方式治疗疾病，而中医则通过"扶正祛邪、阴平阳秘"的方式保护病患者。

不难看出，中西医的诊疗模式迥然有别，西医是"因果模式"，而中医则是"平衡模式"。前者离不开清晰的结构辨析，后者则必须采取模糊的信息把握，否则两者都将无能为力。正是由于两个医学体系不同的特征，才自然形成了它们不同的优势领域。西医擅长处理线性关系明确，因果容易判定的问题，如损伤修复、维生素缺乏以及细菌性感染等这些简单疾病的诊疗。而对于那些非线性关系明显，因果关系不明的复杂疾病，如肿瘤、高血压病、糖尿病等，西医便捉襟见肘、优势不再。与之相反，此时中医却往往能够大显身手，奇迹不断。

自然之病与人工模拟之病。为何中医更善于治疗复杂性疾病呢？个体化治疗、调动自身潜力、借助环境与心理之力都是不可忽视的重要因素。在医学的童年时期，人们依靠本能与经验疗伤与治病，无所谓理论、模式、标准与规范，虽能解决一些问题，但力量有限，传承不易，宝贵的知识也容易流失。随着文明进化，医学的体系化程度提高，渐渐地医疗经验与哲学融合，形成具有一定规范性的理论体系，不仅说法有模式，做法也有标准，于是效能有所增强，传承也更为容易。农业社会的古代中国形成了较早的体系化医学，用今天的语言可将其归入整体论模式。由于缺少严谨的实证测量技术与相应的量化分析方法，加上传统熟人社会伦理关系的有效制约，中医学自然而然地按照自身规律走到近代，直到与西医迎头相撞。对中医造成巨大冲击的西医体系形成于较晚的近代商业社会。之所以发展迅猛，有两个原因：一是其理论模式以实证为基础，适用于商业社会的生人环境，有利于各种法律规范与技术标准的制定；二是其基于因果关系判断与干预的诊疗方法，能够高效应对工商业发展带来的战争、迁徙以及环境破坏导致的损伤、维生素缺乏和大规模传染病的防治。但西医的这些简单化、非个体化，注重技术手段，轻视心理、环境作用和人体自身康复力的线性诊疗模式，在众多被称为"慢病"的当代复杂性疾病面前就显得力不从心了。而应对上述简单性疾病相对弱势的中医，其非线性的综合干预方式对复杂性疾病却更为有效、得力。

　　世界主体已经进入以生人社会为特征的时代，传统的中医学由于模式偏柔，适合自身的实证技术尚未完备，而遇到两个致命的困难：一是由于缺少取信于生人患者的技术中介，而不容易得到普遍信任，减少了发展的机会；二是在西医强大的影响面前，被迫采用其技术手段为自己树立现代化形象。由于不通约，结果事与愿违，导致自身的严重异化与弱化。好在信息时代的观念与技术面貌正在发生有利于中医按照自身信息医学本征现代化的变化，各种条件正在不断改善。一旦中医学实现了以实证与量化为特征的现代化，那么不仅能够更有效地改变人们的观念，让更多的人信任中医、依赖中医，而且也能发挥比传统中医更高的效力，从而更快、更好地发展。在医学研究中，临床工作面对的是自然的疾病现象，是真实的世界图景。由于大自然的复杂性难以揭示，还需要通过人工模拟的疾病模型帮助认识疾病发生、发展与防治的规律。疾病是客观存在，但不同模式的医学却有不同的认知视角、对象、方法和干预措施，从而形成大相径庭的看法与办法。这种差异在临床实践中的体现还不够深刻、清晰，而在模型建构中则淋漓尽致地表现出来。传统的疾病模拟方法是建立实验动物疾病模型，而现在计算机模拟方法被越来越广泛地用于疾病模型的研究，与动物模型研究、临床研究形成互补之势，大大提高了研究的水平。

　　不同医学体系会有与其本征一致的模型，西医采用结构化实证方法建模，中医则要用信息化实证方法建模，如果不加区分，则会出现混乱。动物模型对西医发展起到了重要的作用，中医界也对此有很大的热情，做出了艰巨的努力。但对不同医学体系本征差异的理解在这里产生了巨大影响，出现了两种迥然有别的中医疾病动物模型建模策略。一种观点认为，医学不存在多元类型，只有传统与现代发展阶段之别，西医动物模型的结构化实证方法可以直接用于中医建模；另一种观点则认为，医学不仅存在传统与现代的发展阶段之别，也存在东方整体论与西方还原论的类型之别。中医动物模型只能运用信息化实证方法建模，而不能采用西医的结构化实证方法。第一种观点已经有丰富的实践经验，

95

但也遇到两个难以克服的内在矛盾，即证候与病灶如何统一以及导致证候的特征性病因选择。这里的问题出在既用西医因果模式引发证候（实际上证候难以找到线性对应的病因，它是多因素非线性作用的综合结果，而这种复杂性是难以简单把握的），又用结构化实证方法检测效果，实际上是地道的西医模型，甚至难以造就有效的模型。第二种观点尚未有实践验证，但指出了合理的方向。它主张首先按照西医因果模式造成疾病（病灶）模型，然后按照信息化实证的方法检测效果。病灶在这里只是脚手架，可以不予理会，仅通过信息化实证方法观察其信息意义的证候即可。这里的一个关键认识是，证候不能仅仅看成外在表现，而更要关注其内在信息机制，因为它是在中医信息医学语境中的概念，不能与结构医学的西医混淆。

中医诊疗学的信息学机制。有了前面的中医生理学与病理学的信息原理说明，那么中医诊疗学的信息机制探讨就有了坚实的基础。在深入讨论诊疗学之前，对两点方法论的设想有必要做一些交待。谈到古今关系时，冯友兰提出了"新瓶装旧酒"的命题，主张用现代人明白的话说古代的事①。刘长林针对中西文化比较问题，提出了用"对称说"取代"互补说"的看法，认为中西文化如同左右手的关系，而非手足关系②。笔者对两位哲学家的观点深以为然，也希望中医学者有所借鉴。正因为如此，本书才采用了生理学、病理学、诊疗学这样的西医叙事方法，这样做更方便对西方文化更熟悉的现代读者理解中医的特点。同时也想表明一个观点，中国文化实际上与西方文化的范畴是一致的，只是倾向有所不同罢了。

机体的序参量及其平衡关系。西医健康观强调"不多不少"，例如不多出不该有的细菌，不少去不该少的维生素，这样的人就是健康的，这是典型的结构医学观点。而中医健康观则主张"和谐平衡"，关系协

---

①冯友兰.中国哲学史.上海：华东师范大学出版社，2000：15.

②刘长林.中国象科学观.北京：社会科学文献出版社，2007：28～56.

调，序参量平衡，这样的人才健康，这是典型的信息医学观点。序参量是系统一系列参量中对运动方向起决定性影响作用的参量。如此看来，人体的序参量便是"阴阳"，两者的作用方向相反，作用强度相等。阴阳是用象数概念对机体功能的最高层次概括，阴平阳秘者健康，阴阳失衡者异常。如果换成实体概念，那么阴阳可以用"气血"代换，它们同样是最具概括性的基础性概念。

中医的证候就是从信息角度对机体失衡状态的说明。需要注意的是，信息系统的特征是网络，可以从无穷多的切入点进入网络，而效果则是等价的。网络好比铁环，实体好比铁棍，如果要你分别找到两者的平衡点，不难想象，铁棍只有中央一个平衡点，而铁环则处处都是平衡点。由此可见，通过证候对机体的平衡状态进行判断的方式，在理论上是无穷多的，在实践上则是根据三因制宜的原则，依主体经验、客体特质以及环境情景而选择。

机体的平衡不是静态维持的，而是动态演化的，这需要身心调摄、环境适应来保证。因此，在中医的辨证论治过程中，不能把机体看做一架机器，而必须视之为含有生生之气的生生之具，以综合体验的方式把握生命，以复杂干预的方式影响生命，调动身体的一切能动力量，发挥环境的建设性作用，以四两拨千斤的巧劲儿促进身心平衡。

失衡状态的分层次判断。传统中医运用四诊八纲对机体状态进行大体判断，这是一种整体意义的信息摄入与模式识别过程[①]，其中包含着直觉、类比和推演。直觉宏观把握方向，类比确定路径，推演找准切入点。八纲中的阴阳是对总的平衡态势的判断，然后通过表里判断失衡的层面，寒热、虚实则分别对身体内环境的和谐度与动力基础做出刻画。失衡的层面受天地人关系网的影响，与运化机制密切相关；内环境则受循环活动影响，与疏泄功能联系；动力是生命运动的基础，事关气化的正常与否。

---

① 邓铁涛主编.中医诊断学.上海：上海科学技术出版社，1984：9、79.

在四诊八纲的基础上继续深入，通过运化、疏泄与气化三大机制，便过渡到了脏腑、经络环节，运用脏腑辨证与经络辨证便可对机体的平衡状态做出更准确的判断。现在已经能够运用红外热成像技术对脏腑寒热、虚实状态做出精确的动态量化分析，而经络多点、动态网络化阻抗测量也能够准确判断不同经络部分虚和瘀的程度。

脏腑、经络的状态一旦了解清楚，便可做出对证治疗的方案选择，这是一个网络对网络的相互作用过程。经络脏腑之网的平衡被打破，其偏性便会表现为各种可以观察到的生命现象的异常。医者根据自身直接或间接经验，开出处方（药物或配穴）网络干预机体，以药物（针灸）之偏纠正经络脏腑网络之偏，达到使机体恢复平衡的目的。治疗是辨证论治的最后环节，不仅具有干预功能，同时也具有反馈性验证判断的功能，这是一个知行合一的环路。

适当干预方向与程度的把握。在所有中医诊断的要素中，判断阴阳是重中之重，而在治疗的诸法则中，补泻选择则是关键中的关键。如果说阴阳（可用气血代换）是机体的序参量，那么补泻则是直接干预序参量的核心法则。通常将气视为阳，血视为阴，虚者要补，实者要泻。正气不足者虚，邪气偏盛者实，补法升阳提气，泻法滋阴荣血。在这番推演中，看到一个值得注意的现象，身体的基本偏性是气虚和血瘀，正气受伤者气虚，邪气强盛者血瘀。而"实"的意义并不大，它实际上以血瘀的形式存在。如此看来，补法的本质是促气化，纠正虚；而泻法的本质则是促运化，纠正瘀。

当判断清楚了身体的虚或瘀，也就明确了干预的方向，补和泻便是相应的治法。这里需要注意的是，方向明确之后，还有一个把握度的问题。适可而止、见好就收是基本原则，任何时候都不是越补越好，或者越泻越好。还有一个非线性关联的问题，通常虚可以在一定条件下转化为瘀，瘀也可以在一定条件下转化为虚，因此不能只顾一头，而必须两面关照，防止出现顾此失彼的复杂局面。中医的生理与病理问题前面已有较多论述，还有一个不能忽视的问题是中药的药理，由于不是本章的重点，故在干预部分略微提及。从中医信息医学本征的视角出发，中药药理与中医生理、病理不可分割，应该联系起来，形成一个完整的系统。如果在中药药理领域找到一个关键词的话，那就是"药性"，它与生理领域的"经络"和病理领域的"证候"，可以并列为中医信息医学三个最典型的核心概念，也是信息化实证的基石。

在中医现代化的发展进程中，虽然目前还没有出现具有冲击力的重大成就，但令人鼓舞的苗头还是有的。其中在诊断方面，前面提到的脏腑红外热成像系统以及经络的电阻抗检测分析系统便是典型代表。而在治疗方面，以补气功能为主的和合治疗技术与化瘀功能为主的频谱治疗技术可视为典型代表。这些技术的共性便是信息化实证与象数学解析相结合，通过采集身体的红外或电磁生命信息，对其整体状态作出判断。然后根据这种状态的偏性，选择补虚或去瘀的策略，对机体施予旨在调整全身机能，而非除去局部病灶的干预，以求达到恢复平衡的目的。在产业标准的制定方面，上述信息化实证的技术也可以评价中药的药性与药效，从而避免西药标准对中药的异化，同时实现传统与现代的中医药活动的贯通与相互支持。

三、中医学的哲理、生理与病理

中医学的理论体系包括三个大的板块，即哲理、生理与病理。虽然这样的说法有比附西医之嫌，其实在本质上并无不妥，不但没有造成对中医不利的异化作用，而且能够使问题得到更为明确的说明，从而有助于深入理解。在正式讨论之前，有必要澄清一些混乱的认识。比如，与将要说明的问题关系密切的有"中医是哲学，不是科学""中医是技术，不是科学""中医学没有基础与临床之分，更没有生理与病理之分"等等。笔者认为这些观点有一个共同的特点，就是着意把中医学与西医学划清界限，而且注重表面上的说法，忽视本质上的内涵，结果造成本来可以避免的自我干扰。从最直接、朴素的视角看，中医学有两个属性，一个是知识，一个是生意。因为它可以对人体健康和疾病给予说明，而且从医者还可以通过治疗疾病和维护健康挣钱养家。从知识角度来说，中医学的确有一个分类和定位问题，否则难以把握，也不利于学习与传承。那么它到底是什么知识属性呢？用现代眼光来看，简单地说中医学是哲学，是科学，是技术，是基础，是临床，是生理，是病理，这些都不对，它的确是一门分化程度不高的综合性传统知识体系。但其主体部分还是可以定位为一门技术性较强的应用科学，与西医学属于同一类别。哲学性不是它的主体特征，因为人们主要是靠它防治疾病，而不是增长智慧。为了研究与学习方便，中医学是可以分为基础医学与临床医学两大部分的，同样也可以区分中医生理学与中医病理学。虽然不必完全按照西医模式组织传统中医学的知识内容，但也不必与它格格不入，一切以是否有利为原则。

1. 阴阳、五行、运气

笔者将这三个概念列入哲理板块，是因为它们兼有哲学与数学的特征，比较抽象，且具有超出中医学的普适性。用中国文化的术语来说这些知识内容可称为象数学，它们构成一个公理系统，用取象比类之法能够衍化出众多命题或定理。阴阳、五行与运气都体现了天人同构的特性，通过对称、生克、周期三个从常识性的观察中便可体验到的自然现象作为基本公理，为建立天文学与医学的理论体系提供了十分精湛的象数学工具。其中《黄帝内经》便是展示这个象数学体系建构功力的典范。

一切对称性的范畴都可纳入阴阳框架之中，一切生克调控的范畴都可纳入五行框架之中，一切周期性的范畴都可纳入运气框架之中。《周易》《尚书》与《黄帝内经》是三个公理各自的出处。而三个公理中，阴阳更为根本，从阴阳可以尝试着推演出五行与运气。

有一个容易造成混乱的事情需要做一些说明。曾经有一个时期，人们把阴阳看做可以直接实证的对象，设计出各种实验，在体内寻找阴和阳，结果不仅毫无收获，而且闹出了笑话。其中的错误在于，把抽象与具象、哲理与物理混为一谈了。笔者在梳理中医理论的系统时，深感它太柔，缺少立体感、层次感。有一日灵感来袭，决定向中医理论的概念群砍三刀。第一刀，将哲理性虚概念与物理性实概念分开；第二刀，将核心概念与周围概念分开；第三刀，将生理概念与病理概念分开。结果一个有层次、有立体感的中医理论体系树立起来了。这便是正在讨论的三层次、九概念体系，十分有用。从此之后，不再困扰，心中有了支点，可以用来统摄庞杂众多、层次不同、关系不清的那些中医学的周边概念了。

2. 经络、脏腑、气血

医学的任务无非认识生命、守护生命。生理学便是以认识生命常态规律为己任的学问。西医有生理学，中医同样有生理学，只是中医生理学不像西医生理学那样独立分明，而是与病理、诊断、治疗、养生等知识内容融为一体的。从中医学研究与实践的实际情况来看，明确中医生理学范畴十分有用，一方面有利于开展目标明确的研究工作，另一方面在与西医相互影响与作用的情况下，也能够不被混淆，沿着中医自身的路径发展，否则会在不知不觉中发生异化。误解中医只有临床，没有基础，只有病理，没有生理，甚至只有哲学，没有科学，那就势必将中医学的临床、病理等十分具体的命题统统转移到西医的生理学基础之上。久而久之，中医学自身的理论体系便会自然瓦解。因此，为了明确中医学理论的体系特征，使之保持完整并因时随势不断发展，就必须让中医生理学有一个清晰的框架，成为整个中医学理论体系的基石。而这块基石是由经络、脏腑、气血三个核心概念构成的。

如果追问下去，中医学的元概念是什么？我会说那就是"气血"。因为除去经络、脏腑，只要还有气血在，就还能对生命进行说明。如果继续省略如何，还可以留下"气"，只是用它来进行生理学描述，困难较大，而且对学者的要求也更高了。通过经络、脏腑、气血三个核心概念可以建构起来相当完整的生理学框架，最核心的气血分别用来说明生命的兴奋与抑制两个最基本的功能，脏腑说明气血的生成来源及其系统内部的调节机制。其中肺、肾主气化，为先天之本；脾、心主运化，为后天之本；肝与心包主疏泄，调节内环境的平衡。经络则负责调节机体与环境之间的关系，保持天人相应的节奏。

读者可能已经注意到，上面将肺肾、脾心、肝与心包进行了两两组合，并分别共同承担气化、运化和疏泄功能。这与传统的藏象理论的说法有些不同，是笔者经过长期思考做出的改进。传统的藏象理论，将脏腑平行排列，各种功能尽数罗列，结果结构松散，中心不显，往往使人不得要领。实际上，这种叙述方法是以"实"迁就"虚"的结果。也就是将实的脏腑装进虚的五行框架之中，过多考虑了五行模式的工整性，而不在意对生命机制说明的效力，结果便给人留下较为混乱与联系不紧密的印象。而读者在这里看到的中医生理学框架是按照如下逻辑建构的，更为注重实的方面：机体有三大生理机能，即气化、运化、疏泄；气化主要是气的生命兴奋功能，运化主要是血的生命抑制功能，疏泄主要是调节气血平衡，以保证内环境和谐的生命稳定功能；肺肾主气化，脾心主运化，肝与心包主疏泄；肺肾组合形成"锅中水"的复合机制，脾心组合形成"炉中火"的复合机制，肝与心包组合形成"水中煤"的复合机制，丰富了调节控制的层次；经络的主要功能是网络、脉动与循环，沟通机体上下、左右、前后、内外，保证机体的内在整体性以及外在的环境适应性。

在三大生理机制中，经络的作用无处不在。通过对经络的信息分析还可以对三大机制的功能状态做出十分精确的检测与分析。通过针灸、推拿、理疗等经络调整，也能对三个机制的偏颇予以纠正。同时不知不觉中，经络也在一刻不停地进行着机体内外的信息交换与调整，缓冲掉环境对机体不利的影响，也把体内的失衡信息反映到体表，警示人们予以重视，并及时养护与医治身体。

如果用两个形象的例子比喻，会更明确地说明中医生理学体系的特征。若把机体视为"锅炉"，肺便是锅（金），肾则是水，脾是炉（土），心是火，肝是煤（木），心包是洒向煤堆的水。这是一台十分精密的机器，如果一切正常，便会源源不断地产水蒸气，推动机车运行。如果某个环节故障，锅炉就不能正常提供动力了。另一个例子是"汽车"，其中气化功能是油门，提供动力；运化功能是刹车，提供制动力；疏泄功能是方向盘，保证汽车走向既定目标，而不偏离道路。这样比喻，中医也就不难理解了。

3. 虚、瘀、毒

有了前面的生理学铺垫，再来说中医的病理学就方便多了。气化不足就是虚，运化障碍就是瘀，疏泄不畅便是毒，这就是中医病理学的基本原理。中医诊断学的八纲辨证，实际上就是较为宏观地从这三个方面对机体的状态进行判断，以便把握大要，然后再进一步细化诊断，如气血津液辨证、三焦辨证、脏腑辨证、经络辨证等，以便为精确处置指明方向。"阴阳"是对机体兴奋—抑制的总体状况评价，也就是看看气血平衡与否，有何偏向；"表里"说的是疏泄，看毒在何处，轻重如何；"寒热"用来说明运化，寒热偏差越大，意味着机体循环与代谢调节功能越弱；"虚实"则是气化能力的标度，反映机体中气的水平，提示生命力的强健程度。有了这样的基础性病理学说明，再将中医学固有的病因学、病机学逐步与之联系起来，就能使传统的中医学理论更容易理解，也能够更深刻地凸显各个知识领域之间的内在联系，有利于合作共进。

在长期的探索实践中，科技人员积极地将现代信息技术与传统中医理论紧密结合，发展出来一些能够对机体整体状态作出判断，并有效干预，促使其恢复健康的设备。通过上述中医生理学与中医病理学的简明阐述，有助于理解这些设备的原理，因此能够有效推动这些现代科技与中医学的有机结合，加快中医现代化的步伐。王德堃从脑电图发展而来的"脑像图"，能够对机体的兴奋—抑制特性做出精确说明，因而解读出气血的水平与平衡性，是阴阳辨证的有力工具①。袁云娥将红外热成像技术应用于脏腑寒热状态的判断，可直接协助中医的辨证论治②。李以坚研制成功的动态、多点、网络化经络检测分析方法，能够对机体的虚实、表里做出准确判断，不仅可用于健康咨询与临床辅助诊断，而且也能在中医理论的研究中发挥作用③。经过笔者的长期观察，有些治疗设备的作用原理也可以通过上述生理学与病理学理论做出说明。比如，经络口电冲击治疗法基本上以促进疏泄为主要原理④，和合场效应治疗法的主要原理是促进气化⑤，而频谱治疗法的原理在于促进运化等等⑥。这样的研究很有意义，还需要不断深化。另外不可忽略的是，除了上述信息化实证与信息化干预的各项技术之外，以取象比类为基础的象数学解析方法——李世辉成功应用于岩石力学分析的典型信息法，也将可能成为中医学研究中的重要数学工具⑦。

科技工具的发展有利于中医理论与实践的进步，而中医理论与实践的需要也是中医药产业化的动力。由于传统中医理论较为古朴复杂，不便于直接应用于产业化的发展实践，这就需要学者们执简驭繁，根据现实需求，积极把握中医学的精神实质，并能够提炼出较为明晰简易的理论说明方法，以便更好地满足产业化的需求。中医药产业化的提法已经时日不短，但有效的建树却并不多。这里有一个关键性问题没有解决，那就是"中医药西制"。也就是说，中医药产品是按照西医药的标准制

①赖靖等.脑像图在健康管理中的应用.现代电生理学杂志.2013（3）：181~182.
②袁云娥.医学数字红外热成像技术概论.郑州：郑州大学出版社，2013：180~185.
③北京中医疑难病研究会编.中国传统医学专家健康论.北京：中医古籍出版社，2006：98~99.
④戴杰等.经络电信息诊疗法结合刺络拔罐治疗带状疱疹.中国针灸.2011（5）：416~419.
⑤耿引循等."和合治疗仪"治疗膝关节骨性关节炎的临床效果观察.中国康复医学杂志.2007（1）：71~72.
⑥徐志敏等.WS-频谱治疗仪对糖尿病大鼠高血糖的治疗作用.黑龙江医药科学.1993（4）：11~12.
⑦李世辉.隧道支护设计新论——典型类比分析法应用和理论.北京：科学出版社，1999：48~77.（注：作者名一直保留繁体字，故仍用"辉"）

造出来的，结果中医师不能用，或者说不好用，而西医师更方便用，更喜欢用。这是一个悖论，如果不能及时解决，将会给中医药产业，乃至整个中医药事业带来毁灭性影响。一个不能忽视的重要问题是，产业化的要求有三个：规模化、标准化、规范化。西医药产业已经成功地满足了这三个要求，内部自洽，因此能够顺利发展，并为整个西医药行业提供了推动力与物质保障。但中医药产业则难以满足这些基本要求，因为它的个体化诊疗模式与西医的群体化诊疗模式是不通约的，无法按照个体化的模式实现规模化、标准化与规范化。如何改变现状？首先从观念上解放，然后从制度与技术上找突破口。观念的最重要突破在于道德方面，不能再把医药产业看做摇钱树，乘人之危，夺人钱财，把钱看得比命重，而应将它真正视为仁术，最大限度纳入社会保障体系，最大限度降低成本，最大限度减少利润。让医药产业成为公益事业，至少成为薄利行业，而不是现在这样的暴利或厚利行业。有了这样的观念基础，在制度上改变目前的"成本定价模式"，使之成为"疗效定价模式"，这就可以遏制无限增加成本的扩张倾向，转向追求低成本、高疗效的发展路径。而资源消耗大、环境污染多、毒副作用明显、成本持续走高、使用者技术要求复杂的各种药物研发，应该让位给更符合生态文明的生活与生产方式的非药物疗法，包括心理与人工技术、智能化的信息诊疗技术等。中医个体化诊疗模式也能够以这种技术路径实现规模化、标准化与规范化，消解深层的矛盾。这才是中医现代化与产业化的方向，它符合社会发展的大趋势，也能发挥自身优势，因此前途光明。但这也需要在理论上深度思考，想明白、说明白，为做明白创造条件。我们需要包括哲学、科学、技术、工程、产业五位一体的、内部自洽的中医现代化指导思想，缺一不可，而经络将是贯穿这五个环节的一条金线。

第四章

经络的医学价值与
科学启示

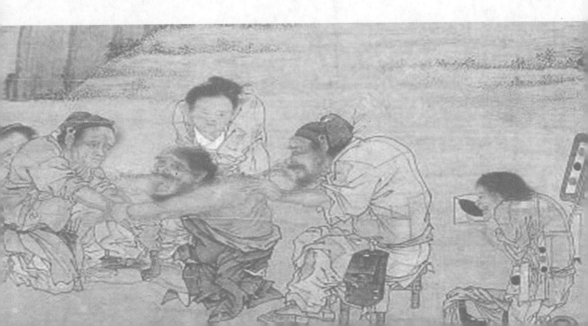

虽说经络是传统中医学概念，而且至今还饱受争议，但它的复杂影响是耐人寻味的。认同它的人与反对它的人几乎旗鼓相当，前者有传统针灸师、气功师、推拿按摩师、部分理疗师、部分科学哲学家、中国哲学家、物理学家、系统科学家、工程技术家等；后者则有西化针灸师、西医师、部分理疗师、部分科学哲学家、生物科学家、化学家、西方哲学家、社会科学家、艺术家等。这样的区分只是就主流而言，其中也有交叉。从上面列举的学术专业来看，还原论倾向明显的领域否定者多，而整体论倾向明显的领域肯定者众。最有意思的是，理疗师与科学哲学家的分化明显，说明这里是认识矛盾突出之处，也会是问题最有希望得到解决的领域。下面所谈为笔者作为一名经络肯定者的意见，以请教各位读者。内容基本上是在科学大背景下说经络，认为它的意义并不仅仅局限于中医学这个小圈子，而具有普遍科学意义。同时也认为，只有把经络放置在大科学的背景下，也才能正确认识经络，充分发挥它的学术与实践价值。

一、信息化诊疗

中医现代化已经呼吁多年，但至今效果不显，其中关键问题就是没有真正深刻理解中医学的信息医学本征，许多事情与西医学纠缠在一起，似是而非、似非而是，剪不断、理还乱。在这场稀里糊涂的混战中，经络的一个十分独特的功能凸显出来了，即它是一块试金石，凡认为经络客观存在者就不会西化；而不认为经络是客观存在者，则势必从本质上走向西化。需要郑重说明的是，反对中医西化，并非反对西方医学，而是主张按规律办事。因为西医本征是结构医学，而中医本征则是信息医学，两者是不通约的，如果不分青红皂白地混在一起，势必毁掉两个好东西。如前所述，西医已经取得现代化的成功，途径是实证与量化。中医现代化学习西医的榜样，也进行实证与量化，这在原则上是不错的，但在具体方法选择上却犯了致命之错。误将西医结构化实证的还原论细胞、分子技术以及群体化线性统计方法用于中医整体论的个体化诊疗模式的研究之中，其结果是猫喂狗粮，不仅所谓的现代中医与现代西医对不上口，而现代中医与传统中医也对不上口。这支名为中西医结合实为中医西化的队伍成为学界的漂泊者，失去了根基。其理论成果不被西医认可，也不被传统中医接受，实际疗效也没有提高，只能在自己的小圈子里自娱自乐了。

1. 信息化实证

在现代社会环境下，中医现代化是一个正确的选择。但不幸的是，好的动机没有带来好的结果。中西医结合长期以来被认为是中医现代化的不二选择，痛定思痛，现在到了该彻底清算认识的时候了，再不清醒，中医学将陷入万劫不复之地。第一，要树立广义科学观，凡规律之学都是科学，并非采用西医还原论方法的科学是科学，采用传统整体论方法的中医学就不是科学[①]。第二，中医现代化的目标不是把传统整体论科学变为现代还原论科学，因为两者不通约，想变也是变不了的。应该通过现代系统学与信息技术将传统整体论科学变为现代能够实证与量化的整体论科学，也可叫做系统科学，因为两者通约，这种转变是能够实现的。第三，系统科学的实证与量化方法与还原论实证方法有别，基本特征是信息化与非线性，更能够满足中医学的个体化诊疗模式之需求，而与西医不兼容。第四，中医现代化并不否定传统中医的合理性、

---

①马晓彤.中国古代有科学吗？——兼论广义与狭义两种科学观.科学学研究.2006（6）：817~822.

合法性与创造性，而是以对传统中医的完整、准确继承为基础和前提，因此两种形态的中医学可以相辅相成，携手并进。第五，中医现代化与中西医结合不矛盾，一旦中医现代化实现，真正的中西医结合才能开始实施。因为此时的中西医是现代对现代的平等结合，而过去的现代西医对传统中医是不平等的关系，不会有结合，只会有吞并。中医重神（信息），西医重形（结构），不论是西医的现代化，还是中医的现代化，都不会改变其各自信息医学与结构医学的本征，只是增加了实证与量化的方法学内涵。而中西医结合则将发生更为深刻的变化，其特征是在两者现代化的基础上，建立起比它们各自理论说明能力更强，诊疗水平更高的形神合一（信息—结构一体）的新医学，即真正意义的复杂性科学模式。

现在还不是奢谈中西医结合的时候，而应把精力集中在中医现代化事业上，那就是努力找到能够进行信息化实证与象数学解析的方法（适合个体化规律研究，能够动态把握事前、事中、事后全过程，这对于系统信息特征分析非常有用）。经络的价值因此而凸显，因为它是机体最有典型性的信息系统，没有特征明显的单一深层实体结构基础，只能在体表定位检测其形形色色的物理信号，而这些信号都是经过体内复杂机制综合集成的结果，智能性极强，可以执简驭繁地通过经络信息了解体内情况以及与环境的关系状态，从而方便地做出正确干预的决策。有了经络的信息化实证研究基础，就可以在这个支点上不断丰富内容，把其他中医学概念与之联系起来，将各种感兴趣的理论与实践命题拿过来检验与拓展，最终形成一张建立在以经络为基础的，经过实证检验与量化分析的中医学知识大网。能够联系起来的内容先联系起来，一时还无法联系起来的内容不妨放置一边，待有实际需要或有能力解决的时候再去联系。中医现代化是一个开放的、渐进的过程，不必一气呵成，也不必因为一时进展缓慢而焦虑。关键在于必须方向对头，因为只有这样才不会走冤枉路，更不会陷入绝境。

有了这样的认识基础，就可以回过头来，重新审视过去"经络实质研究"的成果，把那些生物物理学研究的信息化结果进行一番梳理。首先从中提炼出较为系统的框架，建立桥头堡；然后再将通过解剖学—生理学方法以及临床研究途径取得的支离破碎的结果逐一整合，拼出一个相对完整的图景。走到这里，接下来要做的第三步工作，就是理论概括与提升了。主力军应该是中医理论家，但他们需要有传统中医理论、现代科学基础以及哲学训练的功底，否则也难以胜任这一艰巨的任务。整合的逻辑路线可以从经络的系统定位开始，然后是经脉线上的理化现象解释，第三是经络脏腑关系确定，第四为多重相关解剖结构与经脉线的机能联系说明，第五结合系统学原理做出理论诠释。需要注意的是，这种整合是基于信息的整合，不是结构的整合，尽管也涉及一些结构性成分，但也是以神统形，只能顾及信息意义的完整性，而不能顾及结构意义的整体性。因为这里采用的是中医学的信息医学视角，无法兼顾，也许这就是测不准原理的威力吧。只有在中医学的信息视角和西医学的结构视角两方面的整合都完成的条件下，才可能开始形神合一的融合。那将是科学的新天地，不仅涉及中西医结合，还要考虑测不准原理的有效性、波粒二象性的统一、统一场论等大问题，因为这些问题的实质是相同的，也就是整体论与还原论的融合。

2. 疗效定价

中医现代化的具体形态有两个：一个是理论上的"信息医学体系"，一个是技术上的"信息理疗体系"。不论从哪个角度出发，经络都是切入点。信息医学体系的生理学基础是在经络信息化实证的框架内，先将传统中医学的脏腑、气血概念厘清，再把西医学中的脑与基因这些核心概念通过信息联系整合起来，形成人体信息学。这一点等价于作为西医生理学基础的人体解剖学，没有它，西医学的其他知识便没有落脚点。而没有人体信息学，中医学的其他知识也就无从着落。紧接着，中医信息病理学、信息诊断学与信息治疗学便可以顺利建构起来。

完成这些任务的关键因素只有一个，将传统中医学体系内的相关概念作比较、提炼，择其要者而用之，然后连接在以经络为基础的信息实证平台上。这里较为特殊的是信息治疗学，因为在中医学体系内，治疗技术有内科、外科、针灸三大主要类型，如何用信息治疗学覆盖中医学的全部治疗技术类型呢？首先，将外科排除在信息医学之外，它属于中医学范畴内的结构医学，就像心理学、时间生物学虽在西医内，但不归入它的主流结构医学范畴，而属于非主流的信息医学领域一样。中医学本征是信息医学，但不是说其中内容均如此，只是其主流如此而已。西医本征是结构医学，也只是说其主流是结构医学罢了，非主流者非也。然后，设法将药物学信息化，按照药物归经的相关规律实现实体药物的信息化输入。这就在药物信息成分提取，信息化给药途径探索以及药材的活体信息采集等方面，开创出了别开生面的新格局。这是另一类型的形神合一与转化的尝试，意义重大，能够彻底改变现有的医疗方式，使之更为生态化与人性化。这个新的治疗技术体系便是与理论上的信息医学对应的信息理疗，也可以视之为信息医学体系的技术部分。它的优点在于，能够在中医理论指导下，同时满足中医个体化诊疗模式与产业发展的规模化、标准化与规范化的要求。

随着中医现代化的进程，现代医学的局面势必逐步改观，两个医学体系的融合也会在不知不觉中浑然天成。若干年之后那会是个什么模样呢？不妨设想一下，与中医内科、外科与针灸三个技术领域相似，西医也是内科、外科与理疗三个技术领域。因此不论理论上有多么大的差异，中西医在技术形态上还是相通的，可以进行一番比较。由于西医的本征是结构医学，外科自然是它的强势领域，而中医外科只是非主流的领域而已。因此在外科中，西医优于中医，先得1分。在理疗领域，中医因为是信息医学本征，针灸、气功等信息医学理论完整，技术精湛，而西医理疗（包括物理与心理治疗）则相对边缘化，地位不能与内、外科同日而语。因此在理疗领域，中医得1分。内科的情况尚不明了，一方面，由于西医药产业的强力推动，西医内科实力雄厚，带动了一系列基础性研究的深化，反过来也给产业发展提供了学理性的驱动力。但长期以来，这方面的实质性进步并不明显，不仅理论上说不清的依然说不清，实践中治不了的依然治不了，反而出现基础研究与临床实践脱节的现象。作为一项调整措施，西医已经建立了转化医学的新模式，强调临床疗效优位的观念，这对实验先导，大成本投入，临床上强推的西医传统产业化模式造成极大冲击。也使得疗效好，成本低，安全耐用的非药物疗法与自然疗法得到复兴与发展的机会。另一方面，中医针灸已经在世界范围得到大幅度拓展，自然疗法在内科领域也在逐步兴起，这些现象综合起来，势必对西医占据主流的内科造成挑战。现代医学中的内科相对于外科和理疗，看来处于一个衰落的趋势。由于中医在自然疗法与理疗两个方面的相对优势，总体来说，中医会在现代医学领域逐步取得优势。但前提是，中医必须首先实现现代化。

还有一点不能不提，就是必须改变目前普遍实施的"成本定价模式"，代之以"疗效定价模式"。否则在不同技术领域之间，在中西医的相互作用之间就不能有公平性的保障机制，也不能遏制诊疗费用居高不下的势头，就会发生市场扭曲的严重后果。医改已经成为全球性难题，长期困扰着世界各国。围绕着"广覆盖""低成本"与"高成效"这些实际问题，政府、民众与企业之间展开了旷日持久的博弈，最终都成效寥寥[①]。其实，最根本的症结在于成本定价这个看似合理，却内部矛盾显而易见的罪魁祸首。有两个明显的例子，在不少的中医院，不是因为疗效不好，而是因为无法计算成本，不能合理收费，而取消了针灸治疗项目。还有的医院为了多算成本，一根针可以解决问题的，偏要扎10根针，10味药可以解决问题的，偏要开20味药，其结果就是浪费社会资源，增加患者负担，富了商家与医家。而在产业研发中，为了赢得暴利，本来某种传统的旧药效好价低，偏要开发新药，增加成本，取代旧药，提高利润水平。要从根本上解决这个问题，只有彻底废除成本定价

---

① 李立新. 美国医改经验及对我国的启示. 经济研究参考. 2013（52）：39~41.

模式，采用疗效定价模式，使医疗服务与医药产业在符合道德规范、市场规律、技术优选与收益合理的轨道上前进。否则健康保障问题就会像战争问题一样，摧毁这个世界。目前有利于达到这一合理目标的相应哲理、科学、技术、工程条件已经基本具备，紧缺的是适当的政策配套。

3. 多因、环境、身心性疾病的福音

问题是科学发展的动力，疾病是医学发展的动力。西医的崛起有赖于现代化进程的推动，其中典型的疾病有三个：一个是维生素缺乏症，一个是传染病，一个是战伤，这三个问题都与现代化密切相关。海上远航导致船员营养不良，维生素缺乏是最明显的例子。而正是维生素的发现与维生素缺乏症的成功治疗，使内科学上了一个台阶。大规模的开发建设与人口迁徙使环境受到破坏，往日的生态平衡被打破，传染病的暴发流行日益频繁，这些问题推动了微生物病原学、免疫学、卫生学、抗生素工业的发展，使内科学、流行病学、医药产业得以长足进步。现代世界竞争激烈，战争频繁。战伤医治与救护催生了输血、无菌、麻醉等外科技术的飞跃式发展，以及成体系的护理学的完善。西医的结构医学本征十分适合解决这些问题，它们都是线性问题，因果关系明确，处理起来较为简单直接。缺少了维生素，一旦认识清楚，那就补充之。多了微生物病原菌，明了后，就杀灭。腿断了，接起来。失血了，输进去。但在当前的环境中，医学问题已经悄然发生了变化，营养问题、传染病问题、大规模战伤问题已不再是最严重的健康威胁。像肿瘤、高血压病、糖尿病、心脑血管疾病、退行性神经系统疾病这样的慢性病则成为主要杀手，用于这些疾病防治的资金占去健康投入的70%，效果却并不明显。真是风水轮流转，中医在应对前面那些西医擅长对付的疾病的时候捉襟见肘，但在这些慢病面前却比西医多了几分威风。重要的原因在于不同的医疗模式都有其局限性，西医的线性群体模式适应于因果关系明确的简单疾病，而不擅长对付因果关系不明的复杂疾病。而非线性个体化中医模式却能够有效解决因果关系不明、个体差异很大的复杂疾

病。中医不在乎因果关系，明确了更好，不明确也有办法对付。因为它关心的问题是如何把握平衡点，只要看清楚身体的偏颇是什么，并找到纠正这种偏颇的有效方法就可以了。至于导致疾病的原因以及复杂的中间机制，大可不必去操心。因为机体有自我康复的本能，在平衡环境中，这种机能可以发挥自组织作用，以消除病因与各种中间因素对机体的伤害。可见，中医的核心本领是发挥身体的自然康复力，它更有利于处理需要个体化考虑，更为复杂多样，更难以找到特异性治疗方法的慢性疾病。

发挥自组织康复力的根本之处在于，有效把握机体的信息调控力的培养与使用之法。而在这方面，经络又是当之无愧的主角。人体的信息过程涉及体内不同层次、不同系统，以及机体与环境中不同要素、不同时刻的复杂相互作用。如果一下子深入到机体内部的各个局部，难以准确把握这些错综复杂的相互关系。而在机体表面，紧紧抓住经络不放，就会事半功倍地了解体内情况和环境影响，并能较为轻松便捷地施加干预措施。这是因为，经络是机体集成度最高的信息系统，既反映情况精确，又干预起来高效，这就是整体性的威力。可以不夸张地说，经络医学可能将会是最方便、最经济、最安全、最有效的医学体系，因为它给你创造了四两拨千斤的条件。但要有效应用这个利器，必须从传统知识中认真学习它，还要在现代化的方向上不断发展它。这都不是轻松之事，在中医学知识体系中，经络可以说是最难把握的部分，也是体量最大的部分之一，不花足功夫，难有收获。而在现代科学的视角里，经络也是最复杂、最难以琢磨的研究对象。这也是自然律，越是宝贝儿，越难得。

二、生命的本质

前面谈到的都是与医学有关的问题，试图在整个医学背景下认识经络的价值。接下来，将在大的科学背景下讨论经络可能提供的启示。首先就是生命科学，因为经络毕竟也是一种特殊的生命现象，应该对众多生命之谜的揭示有所贡献。通常认为，生命主要是生物学研究的对象，在过去的几百年中，情况也的确如此。但生物学并不是在一个单一纲领之下开展研究工作的，而是遵循两个纲领：一个是"进化生物学"，另一个则是"实验生物学"①。前者也叫博物学，采用观察的方法对生物群体与个体进行研究，发展出三个主要的领域——进化论、生态学与行为学。进化论的成功标志便是达尔文的业绩，他为我们提供了一个以进化为主线的生物学谱系，尽管后世也有一些修正，但这块丰碑依然挺立着。与进化论的纵向研究路径不同的是，生态学采用的是横向的研究方式，以一个个小生境为研究对象，观察其中不同物种的生态位以及相互作用，并从系统的视角整体考察小生境的物质、能量与信息循环，是现代系统科学的重要典范之一。行为学有些拟人化倾向，从行为特征及其可能的心理与社会基础角度开展对动物的研究工作，并从中找到一些有助于人类学研究的有用资料。前面三者构成广义的进化生物学，而实际上狭义的进化生物学仅指进化论与分类学这样的传统生物学类型，而生态学与行为学通常作为新学科单立门户了。实验生物学主要依托医学发展起来，如解剖学、生理学、生物化学、微生物学、免疫学、药理学、病理学、细胞生物学、分子生物学、遗传学、系统生物学等等，几乎与基础医学的科目没有区别。只是实验生物学对动植物以及非病原微生物有所涉及，而基础医学则更多关注的是人体与病原微生物而已。现在，从心理学、认知科学与神经生理学领域，又形成综合性较强的脑科学，也可算作生命科学的一个较新的领域。将这些领域联系起来考察，可以

---

①洛伊斯·N·玛格纳著，李难、崔极谦、王水平译.生命科学史.天津：百花文艺出版社，2002：301、475.

看出一些规律，生命科学首先关注的是结构，然后是功能，再往后是信息。目前生命科学的前沿几乎都与生命信息的研究有关，几个大的研究计划莫不如此，如美国1971年的"癌症防治国家行动计划"①，1990年代的西方"人类基因组计划"②和"脑科学十年计划"③，还有1990年代中国攀登计划中的"经络实质研究"项目④。不管这些计划的初衷如何，今天看来，都体现出对生命信息不同视角的高度关注。

1. 信息是生命的本质特征

什么是生命？这也许是最具有挑战性的重大科学问题之一，其分量与"什么是宇宙"可以相提并论。因为它直指生命本质，所以也就最能拨动人类智者心弦。量子物理学的奠基人之一薛定谔写过一本10万字左右的小册子，叫做《生命是什么？》。DNA双螺旋的发现者之一沃森曾经明确说道，正是这本书引导他走上生命信息探索之路⑤。沃森与克里克的开创性工作直接导致分子生物学的诞生，半个多世纪来这门学科的生命力如日中天，它的对象就是生命信息的表现形式及其工作原理。没有哪一门学科在如此短的时间之内，让各种生命科学自觉地将它视为根基，不论是基础的生物学研究，还是应用性的医学研究，几乎没有哪项工作不与分子生物学有关。如果无关，那就势必边缘化。

这一切充分说明生命信息的确是生命科学的基础。曾经分子生物学被认为是探索生命信息的唯一通道，只要掌握了它，生命信息就一个也跑不了。但随着时光的推移，这个希望落空了。有两个事件对人们的上述信念带来沉重打击：一个是"基因组计划"，另一个是"脑科学计划"。基因组计划将DNA序列全部解析，但并没有将生命信息的含义揭示出来，这意味着信息与载体是两回事。脑科学计划则发现许多脑机制

---

① 刘小静等.美国1971年以来的抗癌进展.中国肿瘤.1997（5）：11～12.
② C.丹尼斯，R.加拉格尔，林侠、李彦、张秀清等译.人类基因组——我们的DNA.北京：科学出版社，2003：4～7.
③ 米洛方诺、刘佳.脑科学研究十年.国外科技动态.1992（8）：27～29.
④ 刘俊岭等."九五"国家攀登计划预选项目"经络的研究"进展.针刺研究.2002（3）：30～237.
⑤ J.D.沃森著，吴家睿评点.双螺旋：发现DNA结构的故事.北京：科学出版社，2006：6.

并不能通过分子生物学方法得到说明，各种迹象提示整体行为与局部构造之间也不存在简单的线性对应关系。脑科学领域已经分化出两个相互分离的纲领，一个立足于整体功能的研究，一个则倾向于从微观分子机制上说明问题。目前看来，两者都不能有大的建树，中间需要一个连通者，那会是谁呢？

经络实质研究追问的也是本质。多年来人们从经典挖掘与临床实践中积累了许多经络现象，循经感传、经络脏腑相关、经络气血运行、经脉线理化特征等等，但这些都不能回答经络是什么这个根本问题。这里有一个可以相互参考的例子，即DNA的研究。1940年代，当发现DNA分子的基本成分与结构时，还不知道它的生物学功能。经过双螺旋结构与密码子等一系列后续发现之后，才确定它的生物学功能是编码氨基酸的序列，为蛋白质提供构件，而且还知道了中心法则这个基因表达的具体机制[1]。而经络的研究则是相反的路径，首先了解的是功能，然后才去寻找它的结构基础。虽然经历千辛万苦，却至今未能如愿以偿。从不能贯通这一点来看，基因与经络遇到的问题具有相似性。基因如果只在细胞或局部组织的离体环境下研究，便不能了解它在整体自然系统条件下的特性。而经络如果不能将整体功能与局部结构联系起来，也不能深入理解其工作机制。说到底这是一个整体与局部关系的问题，也是系统科学的基本问题。按照前面中西医的比较说明，简单地将它们区分为信息医学与结构医学只是一个大体划分，实际上还是回避了更为复杂的形神关系，也就是信息与结构的关系问题。在这里的生命信息讨论中，这个重要问题就不能绕过去了。首先，需要提出一个信息的层次问题，它与结构一样也是有层次的。DNA是分子结构，是低层次的结构，上面还依次有细胞、组织、器官、系统、整体等层次。DNA编码的氨基酸还会依次形成更高层次的蛋白质、细胞器等。经络上的信息是整体层面的高级整合信息，在它下面还有尚未整合完成的各种不同的局部信息，或者说低

---

①田清涞等编.生物学（第一册）.北京：化学工业出版社，1985：332.

层次信息。这里出现了从高到低以及从低到高两个逆向对接的机制，而且也同时伴行着从体表的神到体内的形的逆向对接机制。这两个机制之间，可能存在复杂相互作用，完成了形与神、高与低，以及层次与过程之间复杂相互作用的多元联立方程之解。也许正是因为经络的这种基于无形的独特信息作用，才使得脑的整体信息与基因的局部信息之间实现完整的贯通作用。

2. 信息是生命多样性的基础

信息是生命的本质，也是生命多样性的基础。从化学组成或者分子、细胞结构的视角来看，生命有机体的相似度还是相当大的。一旦从信息入手，就大不相同了。同一个体不同时刻，信息不同。孪生兄弟生活环境不同，信息也有所不同。同一物种如果气质、体质不同，信息也会有异。这些现象都是司空见惯的，通常也不会去深思之。但要把它们与生命的多样性联系起来，就发人深省了。生物世界千姿百态，通常从结构基础角度探寻它们的统一性；而相对简单的生命现象（信息调控即可概括），则可从信息视角揭示其内在的复杂多样性。这就涉及物理学上的对称与守恒的问题了。结构性强调的是对称与守恒，最终需要找到一个平衡点或起始点，而信息性则强调不对称与不守恒，关心的是当下状态及其变化趋势。

物理学一直追求简单性法则[①]，李政道曾经形象地比喻物理学的发展历程，认为都是围绕太阳做文章。牛顿力学围绕太阳看行星的机械运动，光学与热学研究太阳发出的光和热，光衍化出电磁学，热衍化出统计物理学，电磁学与统计物理学又衍化出量子物理学，看不见光的地方再衍化出暗物质、暗能量物理学，等等。相对于物理学，生命科学追求的是复杂性，人与人本来结构上大同小异，但医生们非要找到个体差异，辨证论治，同病异治，异病同治，认为只有这样才能最大限度地取

---

① 郭奕玲、沈慧君. 物理学史. 北京：清华大学出版社，1993：6～7.

得疗效。且慢，有人说了，只是中医这样追求复杂性，西医不这样，跟物理学家一样，也是追求简单性的。他们说得没错，的确如此。西医与物理学家是同样的简单性模式，中医与心理学家相同，追求复杂性。由此可以看出，过去的生命科学基本上采取的是物理学路径，今后应该更多考虑采用心理学路径了，这样才能更多触及信息问题，而信息问题才是生命的本质问题，中医学在这方面可以大有作为。

生命科学与心理学在认知科学领域有交集，有关的研究近年来逐渐多了起来，但还没有形成具有冲击力的成果。中医学本身就是心理学性格明显的医学体系，认为调心重于调身。

在治疗过程中，十分在意充分调动患者的内在心理力量与环境激发力量这些常常被西医忽视，甚至刻意避免的因素。经络是体内一张无形信息调控之网，介于形神之间，或者说介于信息与结构之间。心理上的意念对经络状态有着明显的影响，通过这个机制可以深化脑与经络的关系研究。而在另一方面，经络刺激能够对遗传性疾病（色盲）产生积极治疗作用[1]。这也启示我们，经络与基因之间也可能存在强有力的干预可能性，深入研究，可能不断突破医学治疗的极限。有了生命信息多样性的观念，也能有助于克服西方结构医学模式的局限，使生命科学出现飞跃，进入一个崭新的境界。

3. 信息的有限与无限、守恒与不守恒

在信息的研究中，生命科学、认知科学、宇宙科学以及粒子科学势必走向融合。一方面，现代科学的分科越来越细；另一方面，科学的共同问题又越来越接近。通过中西医的比较，不难发现，结构之学是"分"的科学，而信息之学则是"合"的科学。在目前的科学最前沿，统一场论具有代表性，科学家们已经将存在的四种力整合起来了三个，即电磁力、强作用力与弱作用力，但还不能把引力整合进去。如果借用

---

[1] 蔡宗敏.针灸治疗色盲的研究.福建中医药大学学报.1992（3）：154～157.

上面用到的通过经络整合脑与基因的思路，在四种力中再加上一种信息力，是否有助于打破僵局，完成统一场论的建构呢？可能性不能排除。信息力可以理解成与物质和能量无关的力，它是自由的，但可以对系统的状态产生一定的影响。这种五力统一的系统，有些像中医理论中的五行理论，可以互参互动。

李小龙的截拳道格言是："以无法为有法，以无限为有限。"如何理解呢？从他对截拳道的解释来看，截拳道无招无式，因时随势，随感而发，直指根本，克敌制胜。其中的核心是"无"，而无正是信息的特征。相形之下，招式套路则是"有"，属于结构化的程式。无是自由的，变化无穷，因而威力无比。但每一个当下情形又是特定的、不可重复的、个体化的，因此需要采取针对性极强的，因人、因时、因地制宜的攻防策略。结合老子在《道德经》中"道常无为而无不为"的论述[1]，截拳道是一种高度震荡的拳法，随时通过阴阳五行的调控之网统摄全局，又由运气机制把握节奏，专注一点，精准选择战机，一招制敌。医理通拳理，中医的诊疗策略与武学的攻防策略可以说是完全同构的。从考察一场搏击，或者一次诊疗，可以获得理解统一场理论的灵感。而这种灵感对于建构实证意义的现代中医学理论，也是十分有用的。可以说，统一场理论，中医学理论，截拳道理论之间有一个共同的东西，那就是局部的有统一于整体的无，而无的本质是信息，信息的特征则是无穷。

苗东升在谈到信息的本质时，用"非守恒"这一说法作为概括[2]。维纳当年在论述信息时，只是说它不是物质、不是能量，但没有说它是什么[3]。维纳是从物质与能量都有守恒这一特性来说的，苗东升的信息"非守恒"说，可看做一次大的理论突破。那么守恒与非守恒又有什么

---

①严健民.走近老子——《道德经》章秩重组注译.武汉：湖北人民出版社，2006：54.
②苗东升.系统科学的难题与突破点.科技导报.2000（7）：21～24.
③N·维纳著，郝季仁译.控制论（或关于在动物和机器中控制和通信的科学）.北京：北京大学出版社，2007：19.

本质性的区别呢？简单说，守恒主静，倾向于保守；而非守恒主动，倾向于进取。如此看来，信息的本质可以换一种说法，那就是创造。它因为自由，可以无中生有，可以不按逻辑出牌，可以出其不意，可以大幅度跳跃。但有一条，它能够更为高明地应对现实的环境，更好地满足当下的需求，否则那一切复杂的说法都不必谈了。如此看来，未来的信息医学以及其他强调信息的复杂系统理论都势必是柔性的理论，主要关注实践，而不会像传统的还原论理论那样，注重形式，讲究规范，让自己陷入作茧自缚的困境之中。而会整体与局部有机结合，弹性极强，自我调整的机制完全，不断自我更新，创造进取。

三、复杂性科学

自从近代欧洲文艺复兴以来，物理学始终是科学界的老大，几乎一切科学都是围着它转的。就是生物学和医学也是采用的物理学模式，化学、天文学等与物理学关系密切的学科就更不用说了。分子生物学尽管已经把关注对象从结构转到了信息，但思维模式依然是线性简单化的物理学模式。量子力学的兴起，从物理学内部开始动摇简单线性思维模式的统治地位。1940年代系统科学的发展，更是推波助澜。但真正的冲击，还是人类基因组计划完成之后，以各种组学为标志的系统生物学和生物信息学带来的新动力。吴国盛将这种相对于物理学简单线性模式的新科学模式称之为生态学模式[①]。这种称谓十分高明，一方面它把物理学模式转化成了生命科学模式，而且还避免陷入实验生物学主流依然固守的还原论物理模式，同时也将复杂性科学纳入其中。因为众所周知，生态学是复杂性科学的重镇之一。需要说明的是，生态学模式不等于生

---

① 吴国盛.科学的历程.北京：北京大学出版社，2002：576～580.

态学，它可以覆盖多种学科，包括物理学、化学、生物学、医学、宇宙学、地学等，如同物理学模式并不仅仅限于物理学一样。

1. 原型与模型

在复杂性科学的发展过程中，涌现出两个路径：一个是从西方还原论科学折返的路径，由分子生物学演化为系统生物学就是典型。这个路径还包括早年的老三论、新三论、新新三论等。另一个路径则是以中医学为典型的传统整体论，还包括中国地学、易学等学科。以复杂性科学为旗帜的学派已经有多个，具有较大世界性影响的是：欧洲自组织学派，美国复杂适应系统学派，中国开放复杂巨系统学派[①]。还有一些活跃的学术交流平台，为复杂性科学提供了信息沟通的积极渠道。特色鲜明的有美国圣塔菲研究所和中国的天地生人学术讲座。前者可以视为还原论折返的代表，后者则可看做中国传统整体论的典范。两个路径各有特长，共同点虽然都是高举复杂性科学纲领，也都主张兼容整体论与还原论，但圣塔菲研究所偏向于从还原论出发，走向整体论；而天地生人讲座则偏向于从整体论出发，走向还原论，最终找到恰当的中间融合点。圣塔菲研究所关注的主要领域有生态学、经济学与认知科学，其概括出的基本模式是复杂适应系统[②]，核心机制是"涌现论"（从内向外，从小到大，从低向高），与之前在复杂性科学领域影响较大的分形理论（核心机制是从外向内，从大到小，从高向低）和混沌理论（核心机制是有序产生和存在于无序之中）相映生辉。而天地生人讲座关注的主要领域有工程、医学、地学和易学等[③]，其中钱学森提出的"开放复杂巨系统"理论得到普遍接受，成为基于中国文化传统与工程实践的复杂性科学模式的理论概括。李世辉在深厚的复杂性科学理论根基与丰富

①许国志主编.系统科学.上海：上海科技教育出版社，2000：249～257.

②米歇尔·沃尔德罗普著，陈玲译.复杂.北京：生活·读书·新知三联书店，1997：56.

③商宏宽主编.整体论科学拓荒者：天地生人学术讲座人物志.北京：中国国学出版社，2014：1～376.

的隧道工程经验的基础上，建立了在岩石力学领域成功应用的"典型信息法"，可视之为整体论科学的方法论[①]。马晓彤提出的"节奏论"以经络实证研究为基础，结合中医理论，与西方已经分别提出但还未有机整合的几个理论进行了尝试性融合，取得一定进展[②]。中医学的"气化"与"涌现"精神一致，"运化"与"分形"相通，"疏泄"与"混沌"可以类比。这样一来，中医学的节奏模型便可以与复杂性科学进行深度对话，两者形成了有趣的对应。圣塔菲路线实际上还是实体为基础的模式，强调外在的适应与局部结构的根基性；而天地生人讲座则是与之不同的以信息为基础的模式，强调内在的创造与整体的统摄。两者从不同角度说明了复杂性产生的机制，合起来就是一个完整的理论体系。

法国哲学家埃德加·莫兰是当代系统地提出复杂性方法的第一人。他的复杂性方法主要是用"多样性统一"的概念模式来纠正经典科学的还原论认识方法，用关于世界基本性质是有序性和无序性统一的观念来批判机械决定论[③]。他提出要把认识对象的背景也作为研究的部分，而不应剥离，以此来反对在封闭系统中追求圆满认识，主张整体和部分共同决定系统来修正传统系统观的单纯整体性原则。比利时著名科学家普里戈金首次提出了"复杂性科学"的概念。普里戈金实质上是把"复杂性科学"作为经典科学的对立物和超越者提出来的。他指出："在经典物理学中，基本的过程被认为是决定论的和可逆的。"而今天，"物理科学正在从决定论的可逆过程走向随机的和不可逆的过程"[④]。普里戈金紧紧抓住的核心问题就是经典物理学在它的静态的、简化的研究方式中从不考虑"时间"这个参量的作用和无视自然变化的"历史"性。他所提出的关于复杂性的理论就是不可逆过程的物理学的理论，主要是揭示物质进化机制的耗散结构理论。普里戈金说这个理论研究了物理、化

---

① 李世辉.隧道支护设计新论——典型类比分析应用和理论.北京：科学出版社，1999：457.
② 马晓彤.融合整体论与还原论的构想.清华大学学报（哲学社会科学版）.2006（2）：125～128.
③ 埃德加·莫兰著，吴泓缈、冯学俊译.方法：天然之天性.北京：北京大学出版社，2002：10～11.
④ 伊·普里戈金.从存在到演化.上海：上海科学技术出版社，1986：155.

学中的"导致复杂过程的自组织现象"。因此我们可以认为普里戈金所说的"复杂性"意味着不可逆的进化的物理过程所包含的那些现象的总体：在热力学分岔点出现的多种发展可能性和不确定性，动态有序结构的不断增长和多样化等等。

除了上述先导性的哲学论述，复杂性科学基本上采用了原型与模型交替并进的研究方法。参与复杂性科学研究的学者来自不同领域，通常从自己熟悉的学科入手，先进行原型研究，然后再从理论上进行概括，建构模型。接着再进行推广，在推广的过程中，再不断修正模型，逐步深化与完善理论。复杂性科学领域已经开展的原型研究难以计数，包括生态学、金融学、管理学、灾害学、军事学、人类学、社会学、宇宙学、生理学、病理学、药理学、心理学、遗传学、免疫学、政策科学、计算机科学，等等。概括起来，以生命科学、认知科学与社会科学三个领域为最多。相对于丰富多彩的原型研究，在模型方面被普遍了解与接受的研究却相当的少。这里存在两个困难：首先，一个个原型个性鲜明，难以从中提炼出普适性的原则，似乎每一个复杂系统的原型都是唯一的，不存在可以概括与推广的前提。这的确是现实中复杂系统的特征，也是复杂性研究目前存在的问题。但笔者认为这还是复杂性科学不够成熟之故，随着复杂性科学的进步，这类问题将会逐步化解。其次，如何在众多的复杂系统中寻找较为典型的原型，也是一个不容易把握的问题。为了提炼与概括普遍规律，建构能够被理解与接受的模型，选择合适的原型非常重要。遗传学的成功与三次历史关头高明的原型选择策略关系密切。孟德尔以豌豆为材料，通过一小片田地的杂交实验，再用一张纸、一支笔，就算出了现代遗传学的两根支柱：分离律与自由组合律[1]。摩尔根选择体型小、生命周期短、易于饲养与分析的果蝇进行染色体实验，令人信服地在孟德尔定律的基础上提出影响深远的基因论，揭示出染色体遗传规律[2]。比德尔运用X线照射粉色面包霉菌，发现化学

---

[1]王亚馥、戴灼华主编.遗传学.北京：高等教育出版社，1999：9~20.
[2]洛伊斯·N·玛格纳著，李难、崔极谦、王水平译.生命科学史.天津：百花文艺出版社，2002：661.

过程的改变能够调控基因，提出著名的"一个基因一个酶"理论[1]。正是三位大师的卓越贡献，使遗传学连续走过普通遗传学、细胞遗传学与分子遗传学三个阶段，成为现代生命科学的核心学科之一。从复杂性科学的视角看来，豌豆、果蝇和面包霉这些材料都是原型，而分离律、自由组合律、基因论、一个基因一个酶学说则都是模型。模型是对自然的概括说明，是近似的普适性规律，来自原型，高于原型。前面的各位遗传学家要的是那些遗传规律，其兴趣并不在豌豆、果蝇与面包霉。但也会有例外，有的学者既对原型感兴趣，也对模型感兴趣。比如笔者就是这样，既对经络感兴趣，也对通过经络建构复杂系统模型感兴趣。下面就来谈谈这个有趣而重要的问题。

2. 以经络为核心建构的系统学模型

前面谈到遗传学研究的材料选择，主要看是否方便说明所研究的问题。而在复杂系统模型建构研究中，原型的选择原则与此相同，只是表现为系统的复杂程度，而不是其他方面的物性特征。在已经报告的复杂系统研究工作中，有些原型偏于简单，有些偏于复杂，有些则较为合适。只有那些复杂程度适中的复杂系统才可以用来作为原型，因为这样的原型较为典型，概括起来更有普适性。笔者认为合适的原型需要三个条件：六个以上结构层次；两个以上调控机制；丰富的可检测与分析的信息。如此看来哺乳动物最为合适，可以选用啮齿类实验动物。离体的细胞、组织、器官较为简单，人体、生态系统、经济系统又过于复杂，动物的复杂性尺度适合各种检测与分析。以小鼠为例，具有分子、细胞、组织、器官、系统、整体六个结构层次；具有身、心两个调控机制；具有可以定位检测信号的经脉体表循行线。再加上小鼠体型小、食量小，而且便于管理、成本较低、性情温和，是理想的经络研究材料。

笔者通过小鼠经络研究，已经发现了经络脏腑相关联系中的五行

---

[1]田清涞等编.生物学（第一册）.北京：化学工业出版社，1985：331.

关系，气血运行中的阴阳关系，正在探索运气中的六律关系。六律关系可以从五运六气的环境因素与药物归经的治疗因素两个方面开展。一旦揭示出来这些关系，便可在实证的基础上，整合阴阳、五行与运气这些哲理性象数学要素，以及经络、脏腑、气血这些实体性生理学要素，建构起以经络原型为基础的复杂系统模型。同时就原型而言，也可以无穷延伸，将能够通过信息化实证与象数学解析方法处理的中医病理学、药理学、诊断学、治疗学、养生学命题整合起来，越多越好。然后还可以继续考虑结合西医学理论与实践命题，在这个过程中，中西医的结合也就自然而然开展起来了。但它从根本上来说是中医风格的，基本特征是"以神统形"。

这个模型可以概括为节奏模型，解释它的理论笔者称为"节奏论"。其中包括三个原理：双码原理、逆向对接原理和振荡原理。双码原理是对复杂系统动力机制的说明，在这里提出一个新概念，叫做信息力学，用以说明复杂系统的动力学规律。笔者认为信息力学是体现在复杂系统中的整体性力学形式，与宏观局部适用的经典力学和微观局部适用的量子力学都有所不同。后两者分别体现物性中质量性与能量性特征，由于是在非系统性的框架内做出的考察，因此只有一个动力机制在起作用，看不到信息特性的完整表现。一旦放在复杂系统的自然环境中，信息特征立即凸显。信息的作用不能依附于质量或能量，但信息可以是有层次的，一种信息可以其他信息为载体。信息也能够独立发挥作用，这种作用可称之为信息力。因此在中观的系统中，引入目前在物理学里还没有被描述的信息力（或称信力），可能有助于完成统一场理论中四个力的统一。这四种力都以物质和能量为基础，尚缺少信息因素，那就不能构成自然的系统，统一也就无从谈起。因为只有系统才有统一可言，没有系统也就无所谓统一。双码原理是从信息力学的角度阐述动力机制的，每一码就是一个信息系统。两个系统的作用力大小相同，作用力方向相反。人体中的气血即是双码，换个说法叫阴阳也行，前者是具象生理概念，后者是抽象象数概念，说法的角度不同，本质上等价。

从系统学的意义来看，气血或阴阳便是复杂系统的两个序参量，决定了系统的现状与前途。双码相互作用的机制是逆向对接，具体而言，会形成一个包含五要素的网络。这个网络一方面在内部通过生克制化的作用，生成各种系统运动需要的功能，并维持内环境稳定。另一方面，网络发生自激震荡，对外环境进行响应，使机体与环境的关系协调顺畅。可见逆向对接原理说的就是五行与五脏，而震荡原理说的则是运气与经络。这就是节奏模型的基本框架，也可以说是中医理论的核心。

3. 经络模型向认知科学、社会科学与物理科学的推广

节奏模型是否有价值，还要看它能否有效地进行跨学科推广。首先由一个基于实验动物的理论模型向医学推广，作为中医学的现代版——信息医学的理论基础。然后向认知科学领域推广，以此完成该模型在生命科学中的贯通。医学的讨论已经很多，接下来谈谈认知科学。除了生物医学，认知科学与社会科学是复杂性科学关注度最高的领域。认知科学是融合神经科学、心理学和人工智能科学的交叉学科，人脑与电脑是焦点。通过节奏论，可以更清晰地把握认识脑与电脑的路径。人脑是复杂系统无疑，它的两半球分别主管两种不同的思维模式，一个是抽象思维的左脑，一个是形象思维的右脑。它们相互配合才能使人富有智慧地认识事物，为自身福祉服务。两脑如何配合，目前脑科学尚未充分揭示，可以从逆向对接与震荡角度开展工作，中医学不仅能够发挥医学的疾病防治功能，目前看来对认知科学的潜在价值也不可忽视。同样基于节奏论，也不难看出电脑虽然应用普遍，但智能水平并不高的毛病在那里，并指出未来发展的方向。电脑要想有智能，就要最大限度模仿人脑。人脑有两个半球，电脑只有一个，它只能依靠逻辑抽象思维，不能依靠直觉形象思维。只要解决了直觉参与的机制，智能电脑便可成功。冯·诺依曼计算机理论的逻辑基础是二进制，相当于太极模式。它只是一个单码系统，如果再加上一个代码系统与其相互作用，与人脑更为接近的智能电脑便会诞生了。郑军提出的"太极太玄模型"实际上已经给

出了理论结构。在他的体系中，除了已有的二进制太极模式，还加进了三进制的太玄模式，这就提出了时空均衡的体系，能够更全面地体现系统运行的规律[1]。二进制与三进制的组合不仅反映了时空的对称，而且普遍反映了宇宙间的对称规律，也就是阴阳规律，如波—粒、形—神、气—血、抽象—形象，等等。除了郑军的理论，王迪兴在实践中也已经迈出了卓有成效的一步，建立了非冯·诺依曼的全息元智能计算机算法系统。接下来是向社会科学的推广[2]，社会科学是一个泛称，如果套用节奏论看看会是个什么模样。社会是人的集合体，医学将人的个体行为看作主研究对象，兼有部分群体行为，而且都与健康和疾病有关。而社会科学则关注人的群体行为，如何构成人的集合体是它的核心问题，节奏论就从这里切入讨论。使人结成集体的力量有三个：感召力、诱惑力与胁迫力。其中感召力来自精神层面，诱惑力来自利益层面，胁迫力则来自权力层面。前两者为本能属性，后者则是后天的衍生物。如此看来，精神与利益就是社会的序参量——双码，权力则是逆向对接机制，由此形成的不同能级的震荡便是形成不同社会阶层的基础。这里的精神是广义的，是对人类野性的束缚之力，相当于气或者阳，可称为后天之本；而利益也是广义的，包括一切本能释放之力，相当于血或者阴，可称为先天之本。权力系统是在两者的互动中衍生出来，反过来又对两者具有支撑与调控之力的因素。借用五行理论，可以列出五个相关因素：文艺（火，激励生命活力）、法律（木，梳理调达关系）、科技（水，创造物质财富）、宗教（金，信仰强化自律）、经济（土，协调资源配给）。阶层则是上述要素综合作用之后的总结，一般会有六层：极富层、大富层、小富层、小康层、温饱层、贫苦层，不同阶层节奏不同，生活方式各异。

最后向物理学推广。物理学模式与生命科学模式（确切说是生态学

①郑军.太极太玄体系.北京：中国社会科学出版社，1992：9~15.
②王迪兴.准全息系统论及智能计算机.北京：长征出版社，2004：269~280.

模式）的差异点主要不在于关注对象是物质还是信息，是微观还是宏观，本质之别在于非系统与系统两个认识纲领。牛顿力学眼中的太阳系就是简单的行星环绕太阳的机械运动，因为没有边界，也看不到一般系统常有的空间对称性和时间演化性，系统就无从谈起了。有一个看起来很不自然的现象是：按照美与和谐的物理学观念，行星轨道应该是围绕太阳的同心圆才对，但事实上却是近日点不同的一个个椭圆轨道。虽然按照牛顿运动定律计算，这些椭圆轨道符合运动方程，说明都是真实的，但它们却不符合爱因斯坦提出的自然规律美的原则，这就暗示牛顿的太阳系模型虽真实，但不全面，会有局限性。太阳系如何才能看上去美呢？只要椭圆形的轨道中，除了太阳，再加上一个焦点，就有美感了。虽然没有边界，但有对称性，这也算是一个简单的系统。可以假设那个看不见的焦点名叫"太阴"，由暗物质、暗能量构成，它与太阳共同构成太阳系这个天体系统的双码，各个行星是五行，彼此逆向对接、生克制化、受太阳、太阴调控，也反作用于它们，共同震荡出不同周期的运行轨道。暗物质与暗能量的分布也是有规律可循的，这与经络存在的方式之间会有暗合之处。大爆炸理论，霍金的"有界无边说"[1]以及处于物理学最前沿的超弦论[2]，分别从不同角度主张以系统的纲领整体考察宇宙，改变过去从局部看宇宙的片面方法。其中大爆炸理论提出的是演化思想，有界无边说让宇宙有了一个"界"，而超弦论显示的是宇宙的震动"琴弦"发出的和谐之声及其背后的无形之网。这样一来，整个宇宙便以一个系统的姿态呈现在世人面前，既然是系统，那么以经络为支点建构起来的复杂系统模型就可以在这里使用，节奏论也自然能够尝试性地从真与美两方面解释天人之际的存在与演化规律。

---

①史蒂芬·霍金著，许明贤、吴忠超译.时间简史.长沙：湖南科学技术出版社，1996：109～130.
②B·格林著，李泳译.宇宙的琴弦.长沙：湖南科学技术出版社，2004：7.

后 记

　　笔者从一个西医微生物免疫学研究者，转变为一个中医经络研究者，实际上经历了一次认知模式上的巨变。西医是还原论科学，而微生物学是其中最典型的学科之一。中医学则是整体论科学，而经络也是其中最典型的范畴，两者间的反差之大可想而知。自从1996年8月27日，参加李志超教授主持的"经络论坛"以来，思想过程十分曲折反复，认识到中西医虽然都是医学科学，但由于模式不同而大相径庭。可谓看起来相似的"针灸针"与"注射针"之间的差异，远远大于看起来南辕北辙的"子弹"与"原子弹"之间的差异。因为前面两者不通约，而后面两者则通约。通过与多学科学者接触，渐渐发现，似乎许多学科与中医学看上去相去甚远，如岩石力学与中医，但认识方式却十分相近。看似与中医近在咫尺的西医，却是与之相距最为遥远的学科。如何跨越这道鸿沟？最终中国哲学、科学哲学与复杂性科学提供了桥梁。中国哲学发挥了东西方文化比较的威力，不仅认识到两个文明体系的不同特征，还揭示出中国文化中具有科学与人文两个传统的事实。科学哲学以超越的眼光审视两个医学体系的差异，并以实践优位的价值观平等做出合理性与合法性判断，克服了科学压制人文的弊端。而复杂性科学则在传统与现代科学知识的融合方面提供了操作性的路径，使中医学能够找到在现代科学语境下的发展模式。

　　在笔者的经络研究中，有许多良师益友提供了睿智的引领和实在的帮助。李志超（中国中医科学院针灸研究所）、祝总骧（中国科学院生物物理研究所）、钟新淮（山西平遥卜宜仪器厂）以其经络研究方法论、经脉体表循行线生物物理学定位和经络口电冲击治疗技术将自己引入经络研究之门。刘燕池（北京中医药大学基础医学院，本人的博士生导师）、刘长林（中国社会科学院哲学研究所）、吴彤（清华大学科学与社会研究中心，本人博士后合作导师）从中医学、中国哲学、科学哲学角度言传身教，使我明确了经络研究的方向。车宏安（上海理工大学系统科学研究所）、苗东升（中国人民大学哲学院）、狄增如（北京师范大学复杂性科学研究中心）在复杂性科学的理论、哲理与技术层面帮助我找到了经络研究的现代路径。吕英华（北京邮电大学电子工程系）、赵国求（华中科技大学-WISCO联合实验室）、张维波（中国中医科学院针灸研究所）则从信息学、理论物理学和流体力学方面促进我找到经络研究的切入点。刘保延（中国中医科学院临床基础医学研究所）、潘桂娟（中国中医科学院中医基础理论研究所）、胡镜清（中国中医科学院中医基础理论研究所）从中医临床评价、中医文献概括、证候实证分析等领域让我明确了经络研究适当的中医学背景与价值。李世辉（解放军总参工程兵第四设计研究院）、张一和（上海中医药大学气功研究所）、陈建南（广州中医药大学中医药发展研究中心）给我在典型信息分析、气功态的科学辨识以及软科学论证等方法学方面提供了宝贵的支持，推动我走出一条多学科综合研究的道路。对上述各位以及没有列出姓名的更多学者，笔者以感恩之心衷心致谢，并将此书献给他们。但所有存在的错误与缺陷则由我本人负完全责任，并在以后的岁月中努力改进。

马晓彤

2015年5月5日

参考文献

[1]长滨善夫，丸山昌明.经络之研究[M]承澹盦，译.上海：千顷堂书局，1955.

[2]邓铁涛.中医诊断学[M].上海：上海科学技术出版社，1984.

[3]王本显.国外对经络问题的研究[C].北京：人民卫生出版社，1984.

[4]田清涞，等.生物学（第一册）[M].北京：化学工业出版社，1985.

[5]伊·普里戈金.从存在到演化[M].上海：上海科学技术出版社，1986.

[6]天津科技出版社.袖珍中医四部经典[C].黄帝内经卷.天津：天津科技出版社，1986.

[7]李志超，祝总骧.千古之谜——经络物理研究[C].成都：四川教育出版社，1988.

[8]米洛方诺，刘佳.脑科学研究十年[J].国外科技动态，1992（8）.

[9]蔡宗敏.针灸治疗色盲的研究[J].福建中医药大学学报，1992（3）.

[10]郑军.太极太玄体系.北京：中国社会科学出版社，1992.

[11]徐志敏等.WS-频谱治疗仪对糖尿病大鼠高血糖的治疗作用[J].黑龙江医药科学，1993（4）.

[12]郭奕玲，沈慧君.物理学史[M].北京：清华大学出版社，1993.

[13]杜献琛.内丹探秘[M].北京：中医古籍出版社，1994.

[14]张安莉.子午流注开穴指南[M].南昌：江西科学技术出版社，1994.

[15]杨维杰.董氏奇穴针灸学[M].北京：中医古籍出版社，1995.

[16]钟新淮.经络口电信息诊疗学[R].深圳：经络口电信息诊疗技术研究会.1995.

[17]史蒂芬·霍金.时间简史[M]许贤明，吴忠超，译.长沙：湖南科学技术出版社，1996.

[18]皇甫谧.针灸甲乙经[M].沈阳：辽宁科学技术出版社，1997.

[19]张维波.经络是什么[M].北京：中国科学技术出版社，1997.

[20]刘小静等.美国1971年以来的抗癌进展[J].中国肿瘤，1997（5）.

[21]米歇尔·沃尔德罗普.复杂[M]陈玲，译.北京：生活·读书·新知三联书店，1997.

[22]祝总骧，郝金凯.针灸经络生物物理学——中国第一大发明的科学验证[M].北京：北京出版社，1998.

[23]孟竞璧，田嘉禾.十四经脉显像探秘——卫行脉外小分子循经运输通道系统的研究[M].北京：中国科学技术出版社，1998.

[24]张维波.中医经络的科学探索[M].台北：启业书局，1999.

[25]王亚馥，戴灼华.遗传学[M].北京：高等教育出版社，1999.

[26]李世辉.隧道支护设计新论——典型类比分析法应用和理论[M].北京：科学出版社，1999.

[27]苗东升.系统科学的难题与突破点[J].科技导报，2000（7）.

[28]冯友兰.中国哲学史[M].上海：华东师范大学出版社，2000.

[29]许国志.系统科学[M].上海：上海科技教育出版社，2000.

[30]黄龙祥.中国针灸学术史大纲[M].北京：华夏出版社，2001.

[31]资料汇编.经络的研究十年[R].北京：国家中医药管理局科技教育司，2001.

[32]刘燕池.中医基础理论[M].北京：科学出版社，2002.

[33]吴国盛.科学的历程[M].北京：北京大学出版社，2002.

[34]刘俊岭等."九五"国家攀登计划预选项目"经络的研究"进展[J].针刺研究，2002（3）.

[35]埃德加·莫兰.方法：天然之天性[M]吴泓缈，冯学俊，译.北京：北京大学出版社，2002.

[36]洛伊斯·N·玛格纳.生命科学史[M]李难，崔极谦，王水平，译.天津：百花文艺出版社，2002.

[37]李曙华.从系统论到混沌学[M].桂林：广西师范大学出版社，2002.

[38]C.丹尼斯，R.加拉格尔.人类基因组——我们的DNA[M]林侠，李彦，张秀清，等译.科学出版社，2003.

[39]邵政一.穴位药效反应的特点及机理探索[J].上海针灸杂志，2003（11）.

[40]赵京生.针灸经典理论阐释[M].上海：上海中医药大学出版社，2003.

[41]王迪兴.准全息系统论及智能计算机[M].北京：长征出版社，2004.

[42]B·格林.宇宙的琴弦[M]李泳，译.长沙：湖南科学技术出版社，2004.

[43]马晓彤等.经络脏腑系统相关联系的定位、定性、定量研究[J].复杂系统与复杂性科学，2004（1）.

[44]王唯工.气的乐章[M].北京：中国人民大学出版社，2006.

[45]J.D.沃森.双螺旋：发现DNA结构的故事[M]吴家睿，评点.北京：科学出版社，2006.

[46]北京中医疑难病研究会.中国传统医学专家健康论[C].北京：中医古籍出版社，2006.

[47]马晓彤.融合整体论与还原论的构想[J].清华大学学报（哲学社会科学版），2006（2）.

[48]马晓彤.中国古代有科学吗？——兼论广义与狭义两种科学观[J].科学学研究，2006（6）.

[49]严健民.走近老子——《道德经》章秩重组注译[M].武汉：湖北人民出版社，2006.

[50]N·维纳.控制论（或关于在动物和机器中控制和通信的科学）[M]郝季仁，译.北京：北京大学出版社，2007.

[51]耿引循等."和合治疗仪"治疗膝关节骨性关节炎的临床效果观察[J].中国康复医学杂志，2007（1）.

[52]刘长林.中国象科学观[M].北京：社会科学文献出版社，2007.

[53]刘长林.中国系统思维[M].北京：社会科学文献出版社，2008.

[54]马晓彤.中医理论的基本观念与方法[J].中国中医基础医学杂志，2008（增刊）.

[55]马晓彤.黄帝内经所涉经络概念间基本关系的系统解读[J].中华中医药杂志，2008（4）.

[56]马晓彤.经与脉关系是揭示经络原理的关键[J].陕西中医，2008（2）.

[57]邢玉瑞.运气学说的研究与评述[M].北京：人民卫生出版社，2010.

[58]天津和德脑与教育研发中心.脑像图技术与幼教创新[C].北

京：光明日报出版社，2010.

[59]会议资料."经络研究"热点问题研讨会[R].北京:中国中医科学院针灸研究所，2011.

[60]戴杰等.经络口电信息诊疗法结合刺络拔罐治疗带状疱疹[J].中国针灸，2011（5）.

[61]魏峰.截拳道功夫教程[M].北京：北京体育大学出版社，2013.

[62]赖靖等.脑像图在健康管理中的应用[J].现代电生理学杂志，2013（3）.

[63]袁云娥.医学数字红外热成像技术概论[M].郑州：郑州大学出版社，2013.

[64]李立新.美国医改经验及对我国的启示[J].经济研究参考，2013（52）.

[65]商宏宽，孙惠君，王文光，等.整体论科学拓荒者：天地生人学术讲座人物志[C].北京：中国国学出版社，2014.

索　引

（按汉语拼音顺序排列）

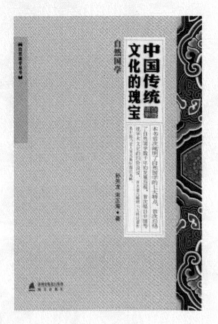

定价：30元

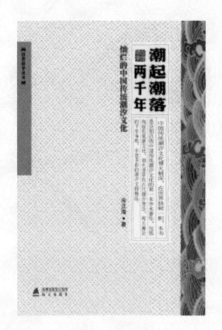

定价：25元

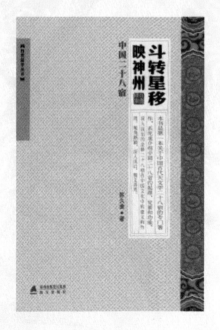

定价：20元

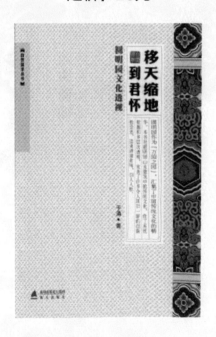

定价：30元

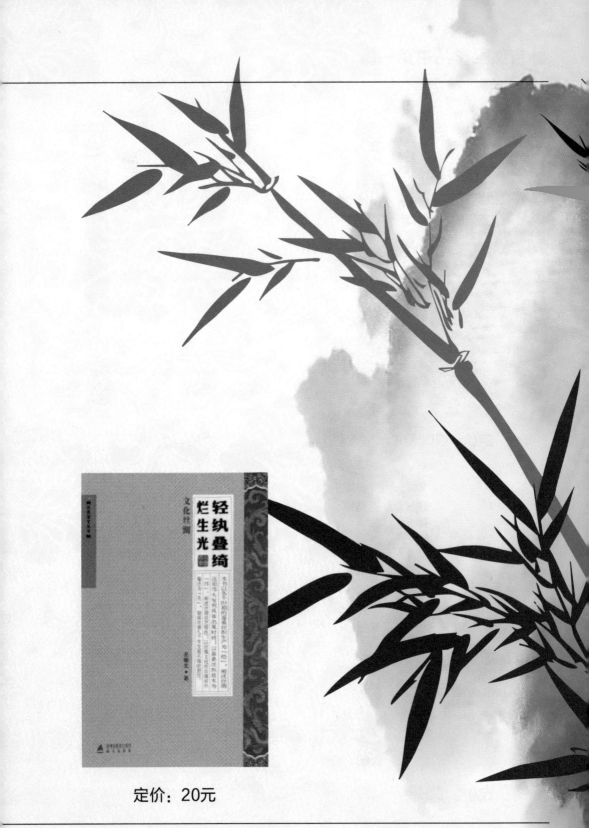

定价：20元

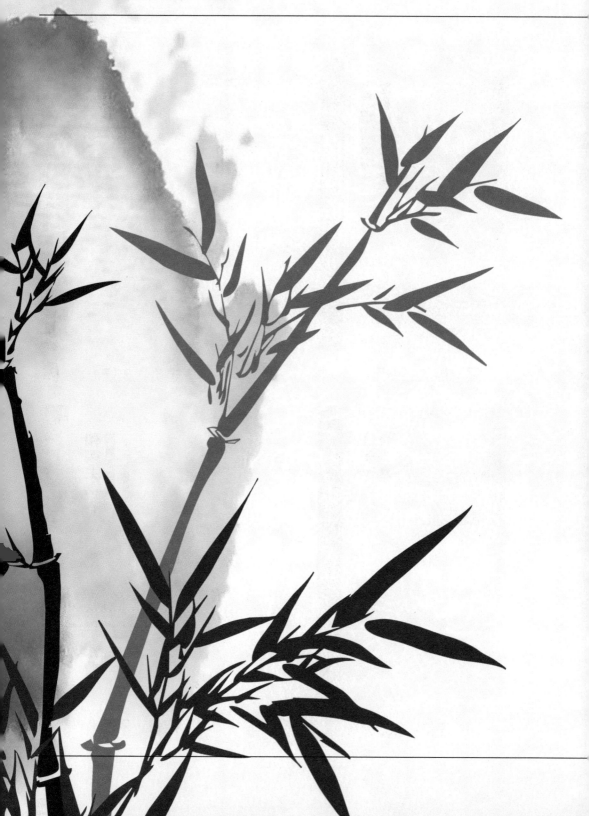

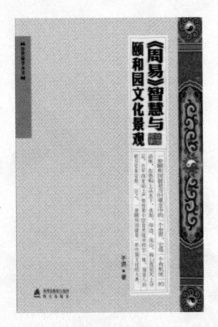

定价：25元

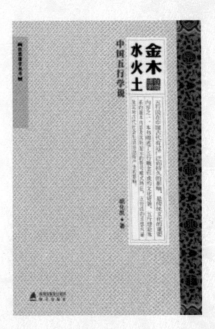

定价：25元

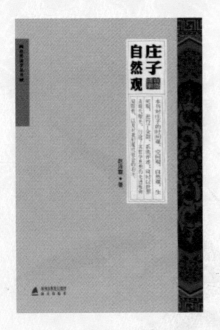

定价：25元

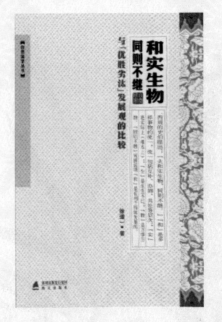

定价：25元

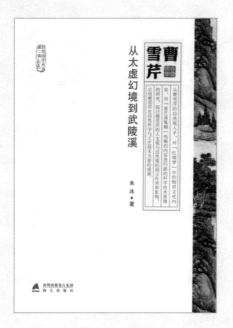

定价：36元

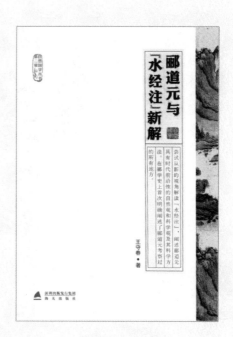

定价：32元

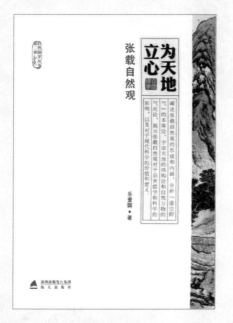

定价：26元

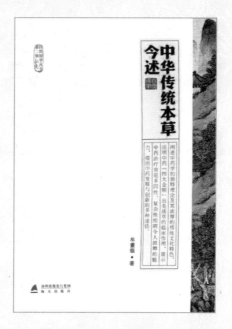

定价：28元

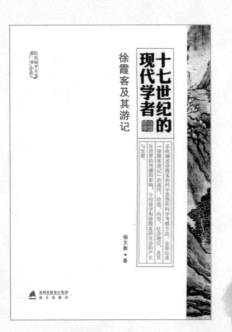

定价：26元

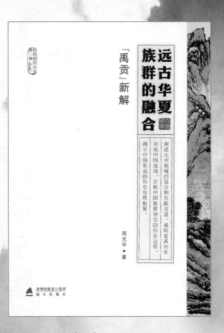

定价：28元

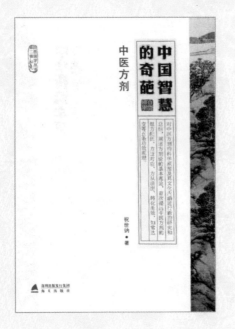

定价：26元

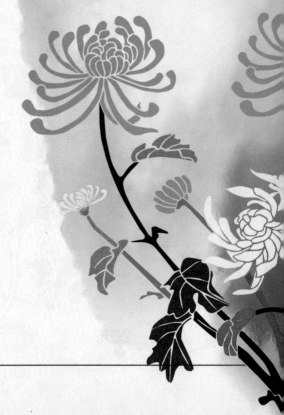

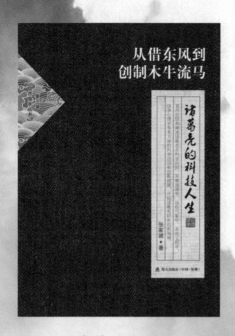

定价：26元

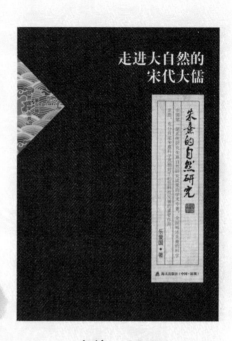

定价：32元

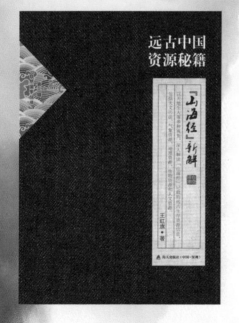

定价：30元

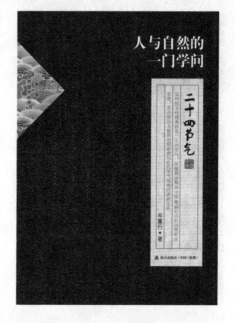

定价：28元

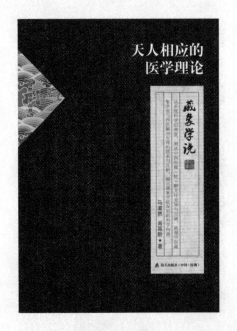

定价：28元

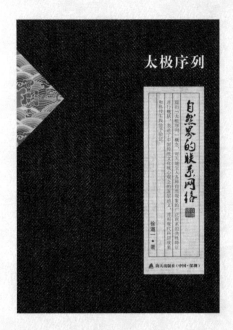

定价：26元

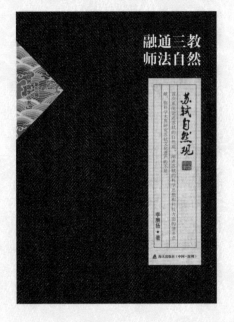

定价：30元

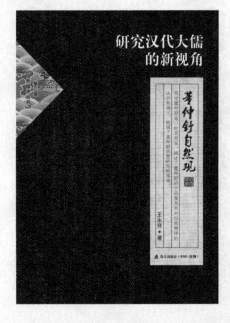

定价：26元

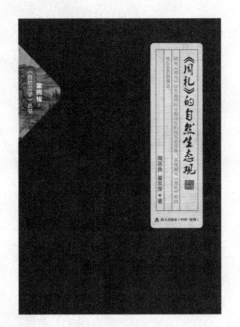

定价：30元

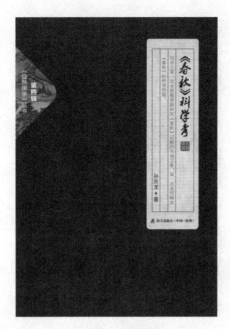

定价：32元

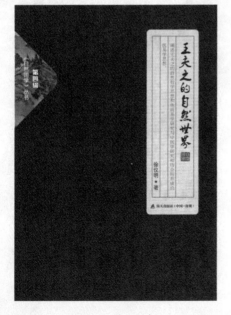

定价：30元

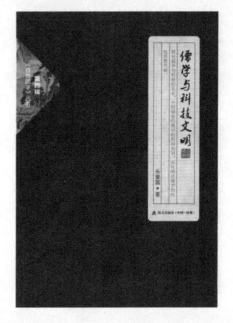

定价：32元

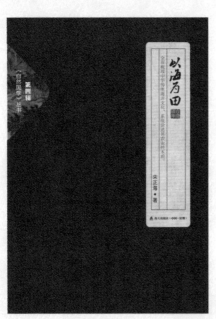

定价：38元

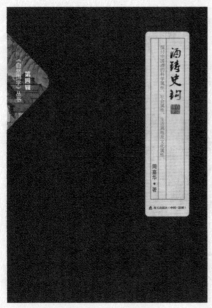

定价：39元

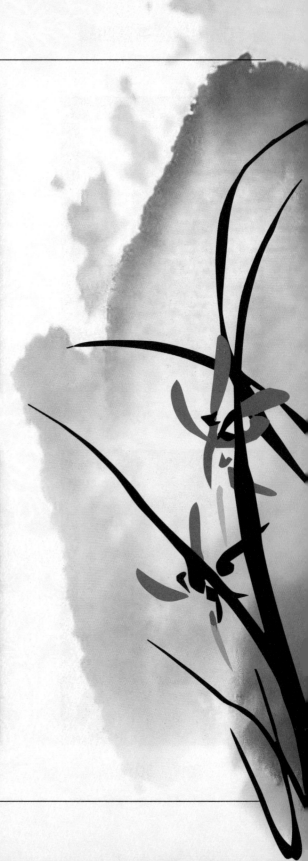

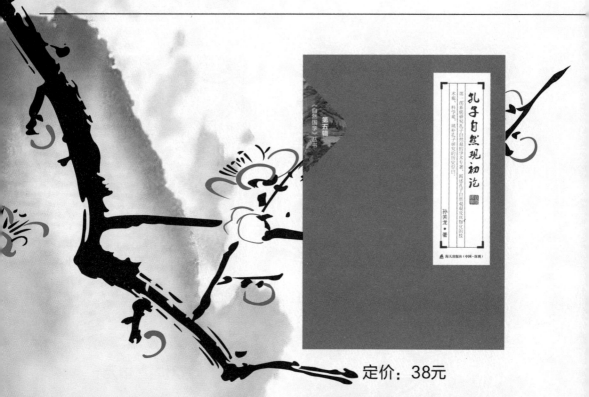

定价：38元

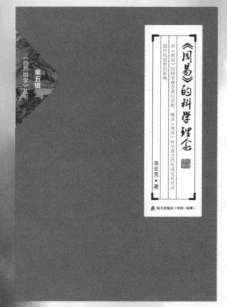

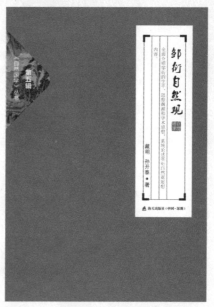

定价：38元　　　　　　　定价：30元

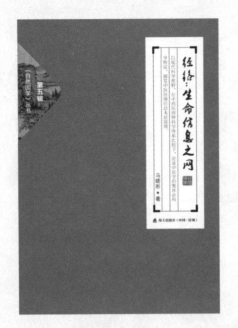

定价：30元

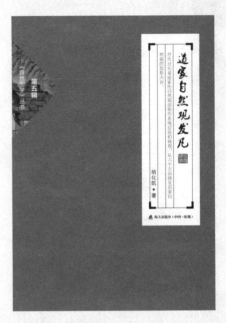

定价：38元

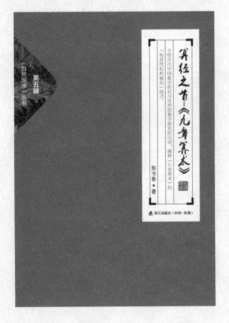

定价：30元

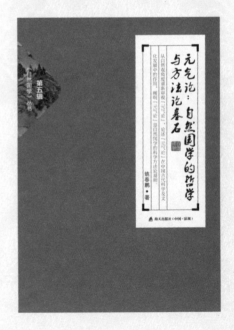

定价：44元